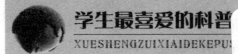

U0614377

有趣的人体
我们身体的构造

刘珊珊◎编著

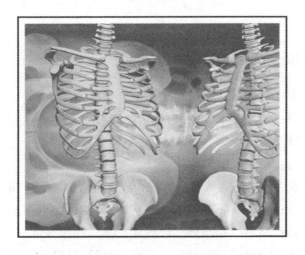

在未知领域 我们努力探索
在已知领域 我们重新发现

延边大学出版社

图书在版编目（CIP）数据

有趣的人体：我们身体的构造 / 刘珊珊编著 .—延吉：
延边大学出版社，2012.4（2021.1 重印）
ISBN 978-7-5634-4627-8

Ⅰ . ①有… Ⅱ . ①刘… Ⅲ . ①人体—青年读物
②人体—少年读物 Ⅳ . ① R32-49

中国版本图书馆 CIP 数据核字 (2012) 第 051728 号

有趣的人体：我们身体的构造

编　　　著：刘珊珊
责 任 编 辑：何　方
封 面 设 计：映象视觉
出 版 发 行：延边大学出版社
社　　　址：吉林省延吉市公园路 977 号　　邮编：133002
网　　　址：http://www.ydcbs.com　　E-mail：ydcbs@ydcbs.com
电　　　话：0433-2732435　　传真：0433-2732434
发行部电话：0433-2732442　　传真：0433-2733056
印　　　刷：唐山新苑印务有限公司
开　　　本：16K　690×960 毫米
印　　　张：10 印张
字　　　数：120 千字
版　　　次：2012 年 4 月第 1 版
印　　　次：2021 年 1 月第 3 次印刷
书　　　号：ISBN 978-7-5634-4627-8

定　　　价：29.80 元

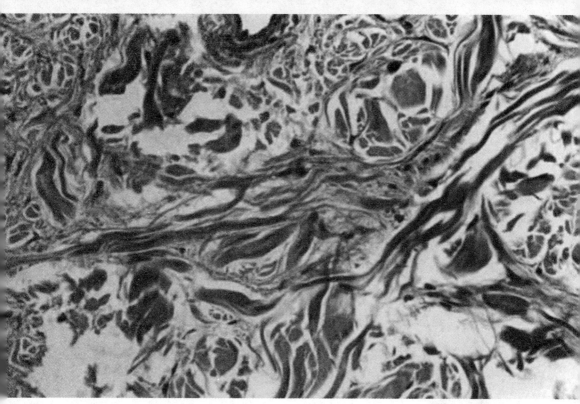

　　从盘古开天、万物复苏之时，一切赋予生命之灵体都生存于地球。在众多生命体中，人类汲取天地之精华，成为生存在这个世界上最重要的生灵，这些都是自然界最伟大的创造之一。同样，人体是最美也是最复杂的东西，如果把人形容成一台计算机，那么身体就是计算机的内部处理器，身体的每个部位都有着很特殊的功能，在进行各种生命活动时，它们之间相互配合，相互制约，才能完成一系列的动作。比如人类从人猿转化成人的过程，就是需要身体的各个部位，在很科学的配合下，经过很长时间的磨合，最终释放双手出来，才能有进一步的进化和发展。

　　天地之间，以人为贵。从古至今，人体一直被人类自己作为美的对象来研究、认识和表现。人体以其最高妙、最完美的造化，体现了人类和谐、典雅、热情、智慧以及创造等优秀品质。人体艺术也成为艺术家们采掘不尽的宝藏。

人体一直都是世界上最大的谜团，人们花费了很多精力去了解世界万物的形成，但到头来却忽略了我们自己，甚至连我们最基本的性能都没掌握。但别气馁，你只需坚信，只要解开我们的人体密码，就可以帮助我们更进一步地了解人类生存的意义。

本书以最简单的话语向各位读者讲述人体的奇妙，并配有精美的图片来带领读者在骨头、肌肉、血液、神经以及人体其他的组成部分之间进行一次难忘的旅行，向读者充分展示身体的构造、内部的组织、各个器官之间的联系，使读者一目了然，爱不释手。让我们一起走进《有趣的人体——我们身体的构造》的神奇之旅吧！

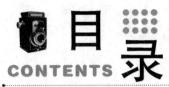 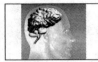 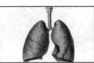 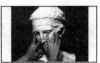

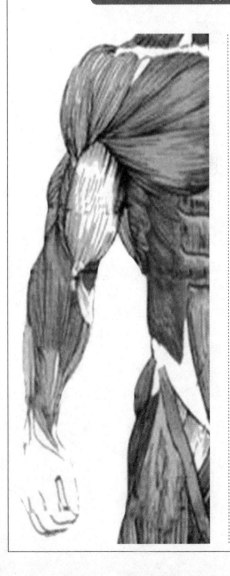

第❶章

人体的复杂结构

第❷章

帮你获取营养的消化器官

第❸章

神奇的感官

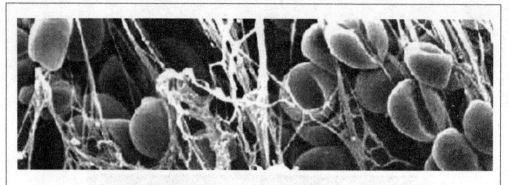

人

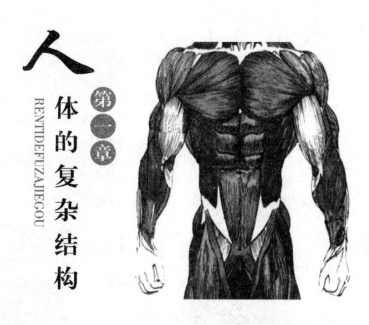

体的复杂结构

第一章

RENTIDEFUZAJIEGOU

　　人是万物的主宰，是自然界中最伟大的工程，人类身体更是妙不可言，其本身就像一个大工厂，各个器官之间既有分工又有合作。它们彼此配合，密切联系，形成密不可分的统一整体，铸造了人体这一宇宙间最完美的作品。在地球这个拥有着众多生命群体的星球上，人被称作万物之灵。那么到底在我们身体里藏着什么奥妙呢？下面我们就先去认识一下复杂的人体吧！

认识一下我们的身体

Ren Shi Yi Xia Wo Men De Shen Ti

人体结构的复杂性体现在，它是由 206 块儿骨骼、肌肉、组织、运动器官、血液循环、呼吸、消化、泌尿、生殖、神经、内分泌等系统组成。人的身体本身就像一部复杂的快速运转的高机能机器，虽然人体从外观上看，大致可分为头、颈、躯干、四肢四大部分。

人体各个器官在人体正常机能的运转过程中都发挥着不可轻视的作用，它们相互连接，相互配合，共同完成各种不同的生理活动，以达到身体的内部和谐。虽然人体各系统的功能都是不一样的，但在神经的支配与调节下，整个人体就瞬间变成一个统一的整体，只有这样天衣无缝的契合，人才能进行正常的生理活动。

《周易》中曾将人置于阴阳五行八卦学中进行分析，讲述人体组织结

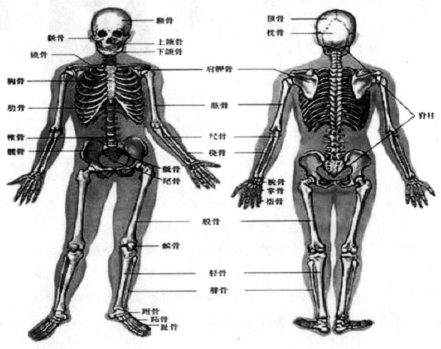

※ 人体解剖图

构无论从上到下，由里到外，都可以被分出阴阳来，就连皮肉筋骨与内脏经络之间仍有阴阳之分，人体本身各个结构之间就存在着一定阴阳对立的关系，只有这样一种平衡才能称为完美。

我们用阴阳标示来区分实体之间的概念在医学中的应用。人体无论是脏腑、筋骨或皮肉，都是人体内的实体物质。虽然从外观看，人的身体还算简单，但是其中内部结构却很复杂。每一个器官对人整体来说都很重要，假如某个器官出现了一点小毛病，就可能导致各项系统出问题。

头作为人体最重要的器官，它承载着整个世界的发展，因为头部的大脑是人体最重要的指挥官，一旦人的大脑出现问题，人就不能正常的生活、工作与学习，这更会影响人类对世界万物的探索。另外，头上的眼睛、鼻子、耳朵等也都是人体的重要器官，这些器官能协助人体进行正常活动。

人的大脑重量约 1400 克，是由约 140 亿个细胞构成，但是人的大脑皮层厚度却仅仅 2～3 毫米，其总面积约是 2200 平方厘米，据不完全估计，人脑细胞每天要死亡 1000 个～10 万个（越是不用脑，脑细胞死亡越多）。但令人吃惊的是，我们的大脑储存信息的容量竟相当于一万个藏书为 1000 万册的图书馆，尽管是那些最善于用脑的人，一生中也仅能使用掉的脑能力的 10%。所以我们要乐于思考，敢于提问，敢于求知，这样我们才能变得越来越聪明。

大家都很清楚，大脑对我们人类自身的重要性，尽管从外观上，并不能看出它有什么不同，但在这里我要告诉大家，大脑的神奇之处在于它的 80% 的成分都是水，却发挥着主宰人类各项活动的指挥站的作用。大脑是由许多大大小小的沟壑以盘根错节的方式构成的，它虽只占人体体重的 2%，但其耗氧量却达全身耗氧量的 25%，血流量占心脏输出血量的 15%，一天内流经大脑的血液为 2000 升。大脑消耗的能量若用电功率表示大约相当于 25 瓦。

脖子连接着人的头部与躯体，其是由 7 块颈椎排列与周围肌肉构成的，因为脖子有很大的弹性与灵活性，使得人体的头颅活动范围增大，并保证了大脑与躯体的正常联系以及有效信息的反馈。

人体的四肢是保证基本人体行走与生活劳动的重要部分，主要分为上肢与下肢体。

人的身体中心是人的躯干部分，包括前腹腔、背腰及内部的心、肝、肺、胃等器官。躯干内的最下部位是盆腔，还有膀胱与直肠，女性还有卵巢和子宫等生殖官。正常情况下，这些身体器官都会相互协调配合成一体，共同去承担人体生命活动的重任。

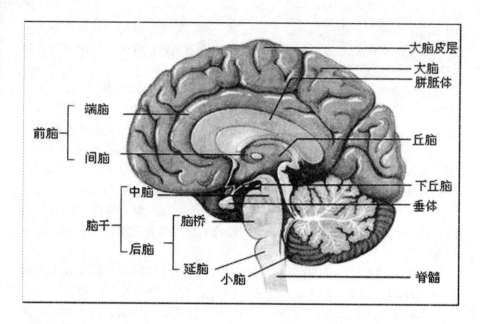

大脑皮层
大脑
胼胝体
前脑 端脑 间脑
丘脑
下丘脑
垂体
中脑
脑干 后脑
脑桥
延脑
小脑
脊髓

◎人体的八大系统

人体的八大系统：消化系统、神经系统、运动系统、内分泌系统、泌尿系统、生殖系统、循环系统、呼吸系统。其中，大脑、脊髓和全身的周围神经，以及其他特殊的感觉器官共同构成神经系统，这些感觉器官不仅能感受到人体内的各种刺激，而且还能感受来自外界的环境刺激，而这种器官受到刺激后就会马上做出反应。

人体的每个系统都有自身的独特形态、结构与功能，它们会在神经系统的支配与神经体液的调节下，相互联系，相互作用，共同配合来完成统一的整体活动或意识活动，从而实现万变的内外环境的高度统一。如果将这八大系统及功能联系起来，就完全可以为人体提供适当营养物质并能将新陈代谢产物运输排出。

◎人体内的血液

人体内占其体重的 8％的是血液。众所周知，如果一个人一次性失血超过人体内血量的 20％，生命活动将受到严重影响。对于健康的人，一次性失血只要不超过 10％，一般都可以马上恢复。

人体重量的 65％都是水。据调查证实，一位体重 70 千克的成年人，如果脱水了，也只剩下 25 千克了，其中碳水化合物 3 千克，脂肪 7 千克，蛋白质 12 千克，矿盐 3 千克。

人体全身的肌肉一共大约有 639 块，是由大约 60 亿条肌纤维组成，最长的肌纤维可达 60 厘米，最短的却仅有 1 毫米左右。其中大块肌肉有 2 千克重，小块的肌肉仅有几克。对于一般人而言，其肌肉大概占自身体重的 35％至 40％。肌肉内毛细血管的总长度可达十万千米，可绕地球两圈半。

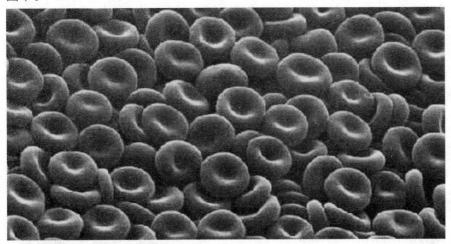

※ 细胞

◎人体细胞

　　细胞是构成人体结构与功能的基本单位，一个细胞与另一个细胞之间存在着细胞间质。细胞之间产生间质后，这种间质是不具有细胞的结构物质和形态结构的，它只包含有纤维、基质与流体三部分。

　　另外，大家可别小看了这种间质，它对细胞起着很大的作用，它可对细胞起到支持、保护、连接和营养的作用。而由这些形态相似、集多种功能于一身的细胞在细胞间质的组合下所形成的群体就叫组织。

◎人体组织

　　形式多样、种类繁多的人体组织，是由上皮组织、结缔组织、肌组织、神经组织四种基本组织构成。只要以其中的一种组织为主体，另外几种组织就会有机的结合起来，从而形成具有一定形态、结构和功能特点的器官。而执行某种相同功能的器官紧密的联系起来，就会形成具有特殊功能的系统。

　　上皮组织是衬贴或覆盖在其他组织上的，它是由排列密集的上皮细胞和少数细胞间质构成的，并且，它具有细胞结合严密，细胞间质少的特点，通常情况下它还具有保护、吸收、分泌、排泄的功能。

上皮组织包括被覆上皮和腺上皮两种类型，它们具有不同功能，被覆上皮组织还具有保护作用，并能防止病菌入侵及外来物所造成的损伤，而腺上皮则具有很好的分泌功能。

脂肪组织是由细胞与大量的细胞外基质构成的，这些细胞布局比较分散。而结蒂组织包括固有结缔组织、软骨、骨、血液、淋巴及骨髓。其中，固有结缔组织又包括疏松结缔组织、致密结缔组织、弹性组织三部分。

肌细胞与肌浆共同构成人体的肌肉组织，其中，肌浆中含有大量肌丝，而肌细胞收缩的物质基础则是这些肌丝。根据肌细胞的形态与分布结构又可将肌肉组织分为三大类，分别是骨骼肌、心肌与平滑肌。骨骼肌是收缩意识受意识支配，它是属于随意肌。骨骼肌是借助于肌腱依附在骨骼上的，但也并不全是这样。

心肌分布在心脏部位，心室壁上的心肌是依附在大血管壁上的。肌肉组织具有收缩特性，所以它能作为躯体运动及消化系统、呼吸系统、循环系统等生理过程的动力。

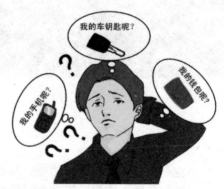

※ 神经衰弱引起的健忘症

人体的神经组织是人体的重要组织，当神经衰弱或受到伤害时，大脑抑制过程就会降低，这样，神经细胞的兴奋性会增高；当外界刺激时，它就会有强烈的反应。因此，我们要保护神经组织以避免其受损害。

◎人体的皮肤

皮肤覆于人体的表面，分布在眼睑、口唇、鼻腔、肛门、阴道及尿道等腔孔周围，逐渐移行成黏膜，共同形成了人体的第一道防线，在保护人体方面具有十分重要的作用。这种作用具体体现在它既可以保护机体、抵御外界侵害外，又能感受刺激、吸收、分泌、调节体温、维持水盐代谢、修复及排泄废物等。别外，它对保障人体的健康起着至关重要的作用。

皮肤主要通过三种途径吸收外界物质，即角质层、毛囊皮脂腺和汗管口。其中，角质层是皮肤吸收气体的最重要的途径。因为角质层的物理性质相当稳定，角质层在皮肤表面形成的是一个完整的半通透膜，在一定条件下气体与水分子结合，经过细胞膜进入细胞内。无论是活的还是死的角质细胞都有半通透性，即在低浓度时，单位时间、单位面积内物质的通透率与其浓度成正比。

皮肤的单元结构分为表皮和真皮。表皮是皮肤的浅层结构，由复层扁平上皮构成，从基底层到表面可分为五层，即基底层、棘层、颗粒层、透明层和角质层。而真皮位于表皮的深面，是由致密性结缔组织构成，可分为乳头层和网状层。

人体最大的器官是皮肤，其重量占体重的 14％～16％，比如一个体重为 60 千克的成年人皮肤约重 8.5 千克；一个 3 千克重的新生儿皮肤约重 0.5 千克。

一个成年人的皮肤面积约为 1.5～2.2 平方米，新生儿皮肤约为 0.21 平方米。面积的大小与身高、体重成正比。

皮肤的厚度因人、性别、年龄和职业等因素而异，一般为 0.5～4.0 毫米（不包括皮下脂肪组织）。儿童的皮肤比成人薄得多，同龄女性皮肤比男性略薄，脑力劳动者皮肤比体力劳动者略薄。

人类的皮肤有六种不同的颜色，分别为红、黄、棕、蓝、黑和白色，这主要是因为皮肤内黑素的数量及分布情况不同所致。黑素是一种蛋白质衍生物，呈褐色或黑色，是由黑素细胞产生的。由于黑素的数量、大小、类型及分布情况不同，从而决定了不同的肤色。黄种人皮肤内的黑素主要

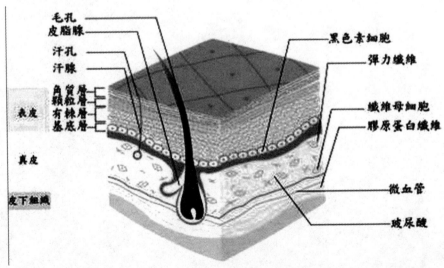

※ 人体皮肤构造图

分布在表皮基底层，棘层内较少；黑种人则在基底层、棘层和颗粒层都有大量黑素存在；白种人皮肤内黑素分布情况与黄种人相同，只是黑素的数量比黄种人少。

▶知识窗

·你知道皮肤有哪些类型吗？·

人类的皮肤大体可以分为三类，即中性皮肤、油性皮肤与干性皮肤。

中性皮肤：这类皮肤既不油腻又不干燥，皮肤组织紧密、厚薄适中、柔软润泽而且富有弹性，是较理想的健康型皮肤。这种类型的皮肤对护肤品的选择面较宽。

油性皮肤：这类人的毛孔较别人粗糙、明显，且油脂分泌旺盛，特别在青年时期，用纸擦拭头额亦会沾有一层油。这类人易患痤疮，这主要是因为皮脂分泌过旺及皮脂腺开口受阻所致。不过这类人皮肤常有光泽、显得年轻。这类皮肤要保持良好的状态就应注意清洁面部、去除污垢，少吃油腻食品，慎选护肤品。

干性皮肤：皮肤干燥、粗糙，易起皱与细小裂痕，常有皮屑。这类人不宜多用肥皂，尤不能用碱性过重的肥皂，否则皮脂失去太多，更易发生皮肤干裂并发痒或出现皲裂，宜选用油质性护肤品。

│拓展思考│

1. 人体分为几大部分？
2. 人体的基本组织有几种？
3. 人体最大的器官是什么？

神奇的细胞

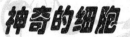

Shen Qi De Xi Bao

人体大约由一百万亿颗细胞构成。最大的人体细胞大约相当于头发的直径，但大多数人体细胞都比较小，大概只有头发直径的 1/10。中文的细胞一词最早出现 1834 年，是由日本兰学家宇田川榕庵在著作《植学启原》里使用。细胞的英文是 cell，是 1665 年罗伯特·胡克命名的。我们知道的生物，除了病毒之外，都由细胞所组成。但病毒也并非与细胞毫无联系，它的生命活动也必须在细胞中才能体现。

◎细胞的定义

细胞并没有统一的定义，近年来被科学家普遍认可的一个定义是：细胞是生命活动的基本单位。从微观角度讲，所有的人都是由细胞构成的。看一眼镜子中的您——您看到的是被划分成约两百种不同类型的十万亿颗细胞。我们的肌肉是由肌肉细胞构成的，肝脏是由肝细胞构成，甚至连牙齿的珐琅质和眼睛的瞳孔也是由特定类型的细胞构成。

细菌也许是现存最简单的细胞，它是自主性单体活细胞。细菌等绝大部分微生物以及原生动物都是由一个细胞组成，即单细胞生物；高等植物

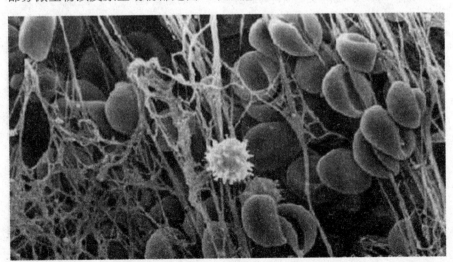

与高等动物则是多细胞生物。

　　细胞是生物体形态结构和生命活动的基本单位。细胞的特殊性决定了个体的特殊性，因此，对细胞的深入研究是揭开生命奥秘、改造生命和克服疾病的关键。细胞是人体的最小单位，它是由许多更小的具有自身功能的结构组成。尽管人类细胞大小不等，但所有的细胞都十分微小，即便是最大的细胞如受精卵，也是肉眼所不能见到的。

　　细胞生物学已经成为当代生物科学中发展最快的一门尖端学科，是生物、农学、医学、畜牧、水产和许多生物相关专业必修的一门课程。二十世纪五十年代以来，诺贝尔生理与医学奖大都被授予了从事细胞生物学研究的科学家。

　　人体细胞的体积为200～15000立方微米。人的细胞由一层膜将其内容包聚在内。但这层膜并不单单是一个囊袋，它上面有许多能识别不同细胞的受体，这些受体能够和机体产生的物质和摄入体内的药物发生反应，选择性地允许这些物质或药物进入或离开细胞。受体反应有改变和控制细胞的功能。

◎细胞的组成

　　细胞是人体中最小的生命单位，人体就是由亿万个细胞所组成的。人体的细胞是最好的团队，因为它们从来不单独作战。那么，我们身体内的这个团队到底有多少个成员？据科学家粗略地估计，大约是40～60兆（中国1兆是1万亿，西方的1兆是100万）个。这是个多么庞大的团队呀！

　　细胞可以分为两类：原核细胞和真核细胞。但也有人提出应分为三类：原核细胞、真核细胞和古核细胞，即把属于原核细胞的古核细胞独立出来作为与之并列的一类。细胞大小不等，而世界上现存最大的细胞为鸵鸟的卵子。

　　真核细胞是含有真核（被核膜包围的核）的细胞。除细菌和蓝藻植物的细胞以外，包括人类在内的所有的动物细胞以及植物细胞都属于真核细胞。由真核细胞构成的生物称为真核生物。

　　原核细胞指没有核膜且不

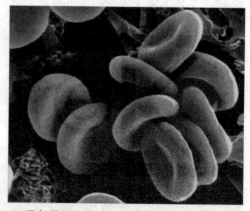

※ 现存世界上最大的细胞为鸵鸟的卵子

进行有丝分裂、减数分裂、无丝分裂的细胞。这种细胞不发生原生质流动，没有变形虫样运动。原核细胞构成的生物称为原核生物，均为单细胞生物，通常称为细菌。

根据外表特征，可把原核生物粗分为"三菌三体"6个种类，即细菌（狭义的）、放线菌、蓝细菌、支原体、立克次氏体和衣原体。

细菌是在自然界分布最广、个体数量最多的有机体，是参与大自然物质循环的重要一员。细菌主要由细胞壁、细胞膜、细胞质和核质体等部分构成，有的细菌还有夹膜、鞭毛、菌毛等特殊结构。绝大多数细菌的直径大小在 0.5～5 微米之间。

人是多细胞动物。细胞是人体结构、生理功能和生长发育的基本单位，它的生活物质叫做原生质。原生质是由多种元素组成。这些元素可以合成无机物，比如水、无机盐类等，它们还可以合成有机物，比如糖、脂肪、蛋白质、核酸等等。

细胞是由三个部分组成的，即细胞膜、细胞质和细胞核。细胞表面及细胞内部存在大量膜相结构，统一称为生物膜。

细胞的形态是多样的，它是形成人体各种组织的基础。血细胞是圆形的，便于在窄小的血管里流动；黏膜上皮细胞多为扁形或柱形，便于互相连接；神经细胞很长且有分支，利于传输信息；肌细胞多呈梭形，便于伸缩；有吞噬作用的免疫细胞是不规则形，便于伸手、张口捕捉异物。

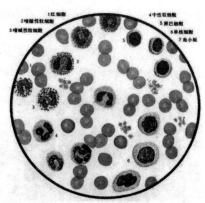

※ 血细胞

◎细胞的发现和发展

细胞的发现和显微镜的发明有关。1665 年英国科学家罗伯特·虎克发现细胞的存在。当时他用自制的光学显微镜观察软木塞的薄切片，放大后发现一格一格的小空间，就用英文 cell 命名。而 cell 这个英文单词本身就有"小房间、一格一格"的用法，所以它不是另创的字汇。

随后，J. E. Purkin-je 等人（1840）发现，在生物体的功能上具有重要意义的物质并不是虎克所看到的细胞壁，而是其内部的物质，即原生质，这一发现改变了细胞一词的概念。后来，利用电子显微镜观察，

J. E. Purkin－je 积累了细胞结构方面知识，从而把细胞分成两大类，即原核细胞和真核细胞。但是，这样观察到的细胞早已死亡，仅能看到残存的植物细胞壁。虽然他并非真的看见一个生命的单位（因为无生命迹象），后世的科学家仍认为其功不可没，将他当作发现细胞的第一人。

　　而事实上真正首先发现活细胞的是荷兰生物学家雷文霍克 1674 年，他用自制的镜片，在雨水以及他自己的口中发现微生物。他是历史上可找到的第一个发现细菌的业余科学家。

　　1809 年，法国博物学家（博物学，即二十世纪后期所称的生物学、生命科学等的总称）拉马克提出：所有生物体都由细胞所组成，细胞里面都含有些会流动的"液体"。但是，由于当时观察技术落后，他并没有找出具体的证据来支持自己的说法。

　　1824 年，法国植物学家杜托息在论文中提出细胞确实是生物体的基本构造。这一说法首先被植物学家接受。因为植物细胞比动物细胞多了细胞壁，因此在那个观察技术还不成熟的时候，植物细胞比动物细胞更容易观察。

　　19 世纪中期，德国动物学家许旺进一步发现动物细胞里有细胞核，核的周围有液状物质，在外圈还有一层膜，但是没有细胞壁。他认为细胞

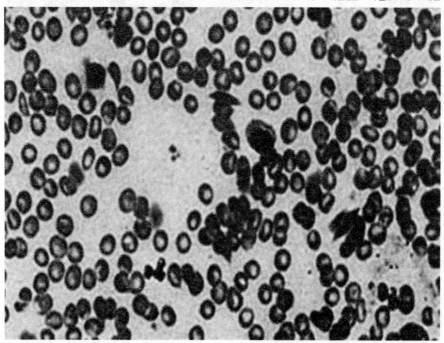

※ 显微镜下的血细胞

有趣的人体——我们身体的构造

的主要部分是细胞核而非外圈的细胞壁。同一时期，德国植物学家许莱登以植物为材料，研究结果获得与许旺相同的结论。他们都认为动植物都是由细胞及细胞的衍生物所构成。这就是细胞学说的基础。

在细胞质中有一些称为细胞器的结构，如线粒体、溶酶体、高尔基体、内质网等。植物细胞和动物细胞相比有所不同，那就是植物细胞外面有动物细胞所没有的细胞壁，而且细胞质内有叶绿体等质体。

细胞膜内有细胞浆和细胞核两种成分。细胞浆中含有一些消耗和转换能量，以及执行细胞功能的结构；细胞核内含有细胞的遗传物质和控制细胞分裂及繁殖的结构。在德国许旺和许莱登之后的十年，科学家陆续发现新的证据，证明细胞都是从原来就存在的细胞分裂而来。

到了 21 世纪初期，细胞学说大致上可以简述为三点：细胞为一切生物的结构基础、细胞为一切生物的生理单位、细胞由原已存在的细胞分裂而来。细胞是生物体构造与机能的基本单位。

◎ 细胞是怎样繁殖的

为了维持机体的生长、发育、生殖及损伤后的修补，人体内的细胞每时每刻都在分裂、繁殖、衰老、死亡，完成新旧更替的循环过程。人体细胞更新周期一般为 120～200 天（神经组织细胞除外），人体中，每分钟就有大约 1 亿个细胞死亡，以此速度，大约每 6～7 年老的细胞全部都会被新生的细胞所代替。最为神奇的是大脑的神经细胞的神经冲动传递速度非常之快，超过 400 千米/小时，相当于 777 飞机速度的一半。

细胞作为一个独立生命单位，既有生长繁殖，也有衰老死亡。细胞衰老导致了生物有机体的衰老。生命也是细胞新陈代谢的循环过程，当细胞丧失其生存功能时，生命也就随之消失。

在多细胞生物的个体发育过程中，细胞常常分化成各种构造和功能不同的细胞，如肌细胞、红细胞和神经细胞等都属于高度分化的细胞。当细胞发生癌变时，细胞便丧失其原来正常的功能，并不停地进行分裂，长此以往便形成病变，如肿瘤等。当细胞的功能正常运转时，人体就会处于健康的状态；但是当细胞功能有异，出现病变时，人体的健康状态就会下降，甚至发生疾病。因此，人体的健康状况取决于细胞的状态。

细胞的繁殖是通过细胞的分裂来实现的。细胞的一个分裂周期是指连续分裂的细胞从一次分裂完成时开始到下一次分裂完成。细胞分裂有三种，即间接分裂、直接分裂和减数分裂。

间接分裂也可称为有丝分裂，从细胞在一次分裂结束后到下一次分裂

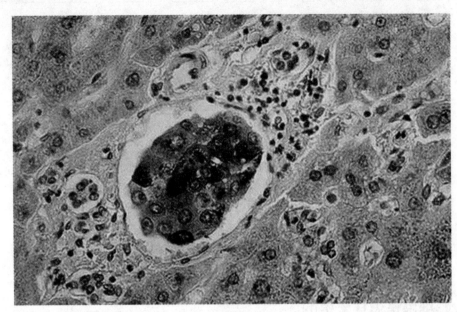

※ 正在扩散的癌细胞

之前是分裂间期。细胞周期的大部分时间处于分裂间期，大约占细胞分裂过程的 90%～95%。分裂间期中，细胞完成 DNA 分子的复制和有关蛋白质的合成。

在分裂间期结束之后，就进入分裂期。分裂期是一个连续的过程。科学家为了研究方便，便把分裂期分为前期、中期、后期和末期四个阶段。

分裂前期是细胞分裂的开始。细胞的形状一般变为圆形，中心体的中心粒分离，并向细胞的两极移动。四周出现发射状细丝。核膨大、脱氧核糖酸增多，核染色加深，不规则的染色质形成丝状染色体，并缩短变粗。与此同时，核仁和核膜消失，核质与细胞质混合。

分裂中期时，两个中心体接近两极，它们之间有呈纺锤形的丝相连，种着丝叫做纺锤体。染色体移到细胞中央赤道部，呈星芒状排列。再后来，染色体纵裂为二。

分裂后期时，已经纵裂的染色体分为两组，由中间部分向两极的中心体方向移动，细胞器亦随之均等分配，趋向两极。细胞体在赤道部开始横溢变窄。

分裂末期时，染色体移动到两极的中心体附近，重新聚到一起，转变为染色质丝，核膜和核仁又重新出现。细胞体在赤道部越来越狭窄。

直接分裂也叫无丝分裂。直接分裂是最早被发现的一种细胞分裂方

有趣的人体——我们身体的构造

式，早在 1841 年就在鸡胚的血细胞中发现了这种分裂。因为这种分裂方式是细胞核和细胞质的直接分裂，所以叫做直接分裂。因为分裂时没有纺锤丝出现，所以又叫做无丝分裂。并不是所有动物的细胞都可以进行无丝分裂，只有部分动物体内的一部分细胞才会进行此类分裂，比如蛙的红细胞。

在直接分裂早期，球形的细胞核和核仁都伸长，然后细胞核进一步伸长呈哑铃形，中央部分狭细。最后，细胞核分裂，此时细胞质也随着进行分裂，并且在滑面型内质网的参与下形成细胞膜。在直接分裂中，核膜和核仁都不消失，因为没有染色体的出现，所以也就看不到染色体复制的规律性变化。但是，这并不说明染色质没有发生深刻的变化，实际上染色质也要进行复制，并且细胞要变大。当细胞核体积增大一倍时，细胞核就发生分裂，核中的遗传物质就分配到子细胞中去。至于核中的遗传物质DNA 是如何分配的，还有待科技提高，以进行进一步的观察和研究。

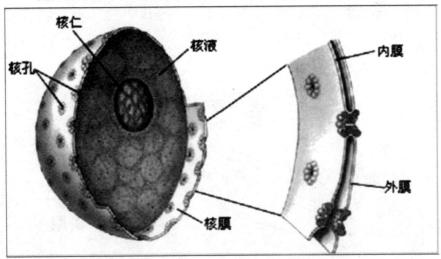

※ 细胞核的结构

关于直接分裂的问题，长期以来科学家们就持有不同的看法。有些人认为直接分裂不是正常细胞的增殖方式，而是一种异常分裂现象；另一些人则与之相反，认为直接分裂是正常细胞的增殖方式之一。这种现象主要出现在高度分化的细胞中，如肝细胞、肾小管上皮细胞、肾上腺皮质细胞等。

减数分裂的形式是随着配子生殖而出现的，凡是进行有性生殖的动、植物都有减数分裂过程。减数分裂与正常的有丝分裂有所不同，主要是因为减数分裂时进行 2 次连续的核分裂，细胞分裂了两次，其中染色体只分裂一次，结果染色体的数目减少了一半。

每类生物发生减数分裂发生的时间是固定的，但在不同生物类群之间可以是不同的。减数分裂可分为三种类型：

一是合子减数分裂或称始端减数分裂，减数分裂发生在受精卵开始卵裂时，结果形成具有半数染色体数目的有机体。少数低等的生物才有这种分裂。

二是孢子减数分裂或称中间减数分裂，发生在孢子形成时，即在孢子体和配子体世代之间。这种分裂是高等植物的特征。

三是配子减数分裂或称终端减数分裂，所有细胞组织的动物、人和一些原生动物都有此类分裂过程，是一般生物的特征。这种减数分裂发生在配子形成时，发生在配子形成过程中成熟期的最后两次分裂，结果形成精子和卵。

在减数分裂过程中，细胞分裂两次，但染色体只分裂一次，结果染色体数目减少了一半。一般说来，第一次分裂是同源染色体分开，染色体的

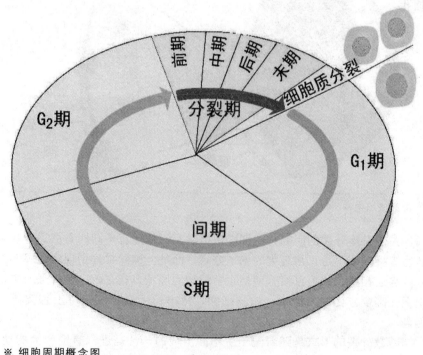

※ 细胞周期概念图

数目减少一半，是减数分裂。第二次分裂是姊妹染色单体分开，染色体的数目没有减少，是等数分裂。但按严格意义上来说，这样说法是笼统的。如果从遗传上来分析，并不如此简单，因为它涉及到染色体的交换和重组等问题。

减数分裂在维持物种的染色体数目的恒定性，遗传物质的分配、重组等方面发挥着很大的作用，对生物的进化发展也是至关重要的。

细胞的生命活动包括细胞生长、细胞分裂和细胞分化。细胞生长能使细胞逐渐变大；细胞分裂使细胞的数量增多；细胞分化能形成功能不同的细胞群或者组织。

人体的细胞并不是一成不变的，而是无时无刻地进行着新细胞和旧细胞的更替。伴随着无数细胞的衰老和死亡，无数的新细胞就会产生，从而替代老细胞的位置。比如，你头皮上经常脱落头皮屑，这些头屑就是衰老死亡的表皮细胞。

生命的起源和生物的进化是纵向的，而且是从宏观上描述生命的产生和发展。要真正认识生命的本质，还需要我们更深入的研究个体，加深研究。

▶知识窗

·人体细胞之最·

人体最大的细胞：成熟的卵细胞（直径 0.1 毫米）

人体最小的细胞：淋巴细胞（直径 6 微米）

人体寿命最长的细胞：神经细胞

人体寿命最短的细胞：白细胞

人体血液中数量最多的血细胞：红细胞

人体血液中数量最少的血细胞：白细胞

拓展思考

1. 细胞可以分为哪几类？
2. 血细胞是什么形状的？
3. 细胞的发现和什么有关系？

有秩序的身体组织体

You Zhi Xu De Shen Ti Zu Zhi Ti

人体是由各种复杂的组织体组成的，而这些组织体被身体外部的皮肤组织包裹覆盖着。人体由有机质和无机质构成细胞，细胞与细胞间质组成组织，由组织构成器官，功能相似的器官组成系统，八大系统组成一个人体。人们根据组织结构的不同特性，将这些组织分为四大类型，即上皮组织、结缔组织、肌肉组织和神经组织。

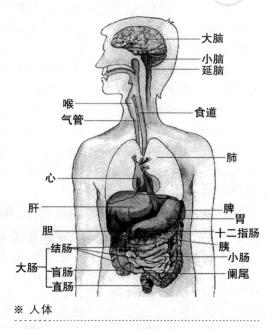

※ 人体

大脑
小脑
延脑
喉
气管
食道
心
肺
肝
胆
脾
胃
十二指肠
胰
结肠
大肠
盲肠
直肠
小肠
阑尾

◎上皮组织

上皮组织也叫做上皮，它是衬贴或覆盖在其他组织上的一种重要结构，是人体最大的组织。上皮组织是由密集的上皮细胞组成细胞组织体，这种细胞的间质很小，通常具有保护、吸收、分泌、排泄的功能。上皮组织内没有血管。从功能角度上把它分为被覆上皮和腺上皮，前者覆盖于身体表面或衬于体腔或管腔的腔面，后者是构成腺器官的主体组织，如肝脏、胰腺等组织体。

上皮组织是个体发生中最先形成的一种组织，由内、中、外三个胚层分化形成，但主要来自外胚层和内胚层。外胚层分化的上皮主要有：表皮及其衍生物，例如毛、腺等；身体上所有开口的被覆上皮以及神经管壁的上皮等，如口腔、鼻腔、肛门。内胚层分化的上皮有：消化道、呼吸道的上皮、消化腺的腺泡和导管、膀胱以及甲状腺、甲状旁腺的上皮等。中胚层分化的上皮有：心血管循环系统的内皮，衬于腹腔、胸腔、心包腔以及某些器官表面的间皮，以及肾、肾上腺皮质和生殖腺的上皮等。它具有保护、分泌等功能，被覆上皮和腺上皮构成上皮组织。被覆上皮分布在身体表面和体内各种管腔壁的表面。从组成细胞层次的角度来说，被覆上皮可分为单层上皮和复层上皮。

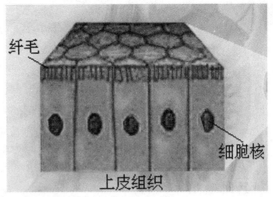

※ 上皮组织是人体最大的组织

单层上皮由单层细胞组成，常见于物质容易通过的地方，眼睛视网膜的色素层是单层立方上皮，但看起来像复层，实际是由不同高度的单细胞组成的上皮成为假复上皮，例如，分布在鼻腔、喉咙、气管、支气管等内腔表面的皮肤就是假复层上皮。假复上皮中较低的可以分泌黏液的是杯状细胞；较高的、有扫除被黏液层黏附的吸入的尘粒功能的是纤毛细胞。

复层上皮是由多层细胞组织体构成。皮肤的表皮，口腔、咽食管、肛门和阴道的表面，还有眼睛的角膜是复层上皮。复层上皮由多层细胞组成，更有利于发挥保护作用。可以根据构成细胞体的形态，将组织细胞的层次分为扁平上皮、立方上皮和柱状上皮。

上皮组织的再生能力较强，这种再生能力可分为生理性再生和病理性再生两种类型。

在正常生理状态下，上皮组织的更新叫做生理性再生。上皮组织在正常生理状态下，表面细胞经常有死亡脱落现象，特别是表皮和消化道上皮。当上皮组织遭受磨损而脱落，上皮内分化程度较低的细胞随即通过有丝分裂的方式递补，以保持上皮细胞数的恒定和完整。各器官的上皮更新速度各不相同，如小肠绒毛上皮全部更新一次只需2～5天；而胰腺上皮则需50天左右。

表皮损伤缺失后，伤口边缘的上皮基底层细胞或附属腺导管的上皮细胞就会分裂增殖，对结缔组织病理性损伤后上皮组织进行修复，如皮肤的裸露区移动，成为单层扁平细胞，覆盖创面。以后随着移动来的细胞数目的增加而逐渐增加再生上皮的细胞层数；消化道上皮损伤脱落后，由邻近部位的正常上皮细胞或腺体颈部的上皮细胞分裂增殖，开始为立方形，然后逐渐增高而成为单层柱状上皮。一般认为腺上皮的再生能力比被覆上皮弱。

　　组织化生或变异是指上皮组织的化生在某种生理或病理条件下，已分化成熟的组织的细胞可适应改变了的条件，在形态、排列和功能方面发生了变异。上皮组织的化生较容易发现。如长期吸烟的人或慢性气管炎患者，气管的假复层纤毛柱状上皮可变成复层扁平上皮；肾结石部位的变移上皮，由于刺激和摩擦等可化生为角质化的复层扁平上皮。

　　上皮组织再生能力很强。复层上皮的表浅细胞不时脱落，同时深部细胞不断分裂增生，如此循环往复，使上皮保持平衡状态。

◎结缔组织

　　结缔组织由细胞和大量细胞间质构成，结缔组织的细胞间质包括基质、细丝状的纤维和不断循环更新的组织液，其功能对细胞至关重要。细胞散居于细胞间质内，其分布具有无极性。广义的结缔组织，主要有液状的血液、淋巴，松软的固有结缔组织和较坚固的软骨与骨；一般所说的结缔组织仅指固有结缔组织。结缔组织分布十分广泛，主要有连接、支持、营养、保护等多种功能。

　　结缔组织在动物体内分布广，种类多，包括固有结缔组织（疏松结缔组织、致密结缔组织、网状组织、脂肪组织）、血液、淋巴、软骨和

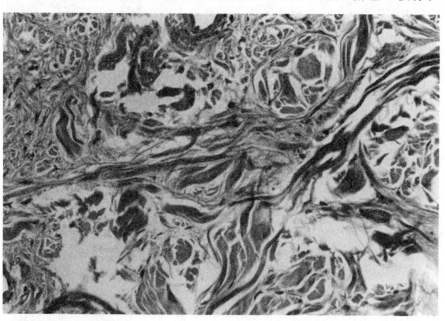

※ 不规则的致密结缔组织

骨组织。结缔组织是由大量的细胞间质和散在于其中的细胞组成的，广泛的分布在人体内部的所有组织当中。结缔组织主要分布在人体内部的血液、骨头和软骨中，在其中起到很好的连接和固定的作用。根据结缔组织结构和功能的不同，可以分为疏松结缔组织、致密结缔组织、脂肪组织和网状组织。这些组织都起源于胚胎性结缔组织——间充质。在它们的组成成分中除细胞外，还有大量非细胞物质，即无定形基质和纤维。

间充质由间充质细胞和大量稀薄的无定形基质构成。间充质细胞呈星状，细胞间以突起相互连接成网，核大，核仁明显，胞质嗜碱性弱。间充质细胞分化程度低，在胚胎时期能分化成各种结缔细胞、内皮细胞、平滑肌细胞等。成体结缔组织内仍保留少量未分化的间质细胞。

在人体的内部器官之间、组织之间和细胞之间都广泛地分布有疏松结缔组织。疏松结缔组织又被人们称为蜂窝组织，因为它结构疏松，呈蜂窝状。疏松结缔组织的特点就是细胞种类较多，纤维较少，排列稀疏。疏松结缔组织广泛分布在器官之间、组织之间以至细胞之间，起连接、支持、营养、防御、保护和创伤修复等作用。它主要分布在皮下组织（浅筋膜）、筋膜间隙，器官之间和血管神经束的周围组织中，对组织细胞体有很好的连接、支持、防御、营养和创伤修复等功能。

致密结缔组织的组成与疏松结缔组织基本相同，但是二者还是有所区别。致密结缔组织中有许多排列紧密的纤维成分，细胞和基质成分很少。除弹性组织外，绝大多数的致密结缔组织中的主要成分是粗大的胶原纤维束，除此之外，还有少量纤维细胞、小血管和淋巴管。

人体内部的肌腱和腱膜都是由致密的结缔组织构成的。腱的结构特点就是可以将其内部含有的粗大胶原纤维束沿着受力的方向，致密且互相平行地排列起来，中间夹有成行排列的成纤维细胞——腱细胞。

有一种致密结缔组织的主要特点就是有粗大的胶原纤维交织成致密的板层结构，仅有少许的基质和成纤维细胞散在其间，从而起到连接、支撑和保护的作用。构成真皮、深筋膜、脏器被膜、骨膜、关节囊纤维层和韧带以及纤维心包等组织的致密结缔组织就是这种类型。

还有一种主要由粗大的弹性纤维平行排列成束所构成致密结缔组织类型的细胞体，这种细胞体，为人体的脊柱运动弹性和柔韧的需要提供很好的条件，主要的组织性成体有项韧带和椎弓之间的黄韧带等组织。

如果从纤维的性质和排列方式的角度来说，可以将致密结缔组织分为以下几种类型：

第一，分布于真皮的网状层、巩膜和大多数器官的被膜等处的不规则致密结缔组织。这种组织以胶原纤维为主，粗大的胶原纤维束互相交织成致密的网或层。纤维的走行方向与承受机械力学作用的方向相适应。纤维束间有少量基质和成纤维细胞、纤维细胞、小血管及神经束等。

第二，以规则致密结缔组织肌胆为其典型代表。胶原纤维束平行而紧密地排列。束间有沿其长轴成行排列的细胞，称腱细胞，它是一种变形的成纤维细胞，胞体伸出许多翼状突起，插入纤维束间并将其包裹。细胞核位于细胞的中央，横切面呈星状。

第三，弹性组织是富于弹性纤维的致密结缔组织，如项韧带、黄韧带、声带等。由粗大的弹性纤维平行排列成束，并以细小的分支连接成网，其间有胶原纤维和成纤维细胞。

人体内并非只有疏松与致密结缔两种组织，还有许多结缔组织是处于二者之间的过渡形态。其结构特点就是由较细密的胶原纤维、弹性纤维和网状纤维交织成网，其中含有较多的细胞成分、小血管和神经等。如消化道、呼吸道黏膜固有层的结缔组织就是这种形态。人们常称其为细密的结缔组织。

◎肌肉组织

肌肉组织是由特殊分化的肌细胞构成的动物的基本组织。许多肌细

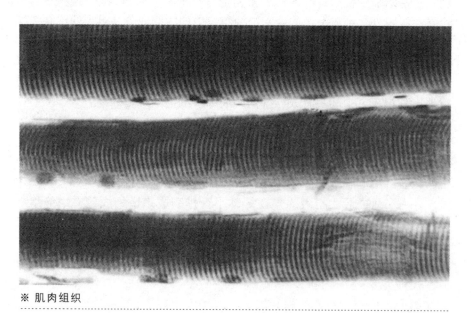

※ 肌肉组织

胞聚集在一起，被结缔组织包围而成肌束，其间有丰富的毛细血管和纤维分布。肌肉的主要功能是收缩，机体的各种动作、体内各器官的活动都由肌肉组织的运动完成。肌肉组织主要是由肌细胞构成的，根据肌细胞的形态与分布的不同可将肌肉组织分为三种类型，即平滑肌、骨骼肌和心肌。

骨骼肌又称横纹肌，是肌肉的一种。人体大约有 600 多块骨骼肌。肌细胞呈纤维状，没有分支，横纹很明显，细胞核很多，而且都位于细胞膜的下方。肌细胞内有许多沿细胞长轴平行排列的细丝状肌原纤维。

心肌实际上是一种特别地骨胳肌。心肌的结构与骨骼肌基本相同，但其肌原纤维比较细，呈短柱状。心肌属于不随意肌，它不受意识支配，有规律地接受植物神经调节。心肌的活动特点是能够自动、有节律地兴奋和收缩。肌细胞也具有自动、有节律收缩的特点，呈带有横纹的圆柱状，并且相邻的肌细胞交织成网状，这样使其收缩的力量更加强大。

平滑肌的收缩可能由于肌纤维内的细肌丝和粗肌丝的相互作用而产生的应力作用于密体、密区，使之移位，又通过中间丝传至邻近的密体或密区，从而使收缩在全细胞展开，因而细胞膜呈波浪状。细胞核可根据收缩的强度在收缩时变短、变粗，甚至变成螺旋状。

平滑肌纤维主要是分布于小血管壁上。自动性是内脏平滑肌的特点。自动性是指肌纤维在脱离神经支配或离体培养的情况下，内脏神经不受意识控制，也能自动地产生兴奋和收缩。平滑肌属于不随意肌。

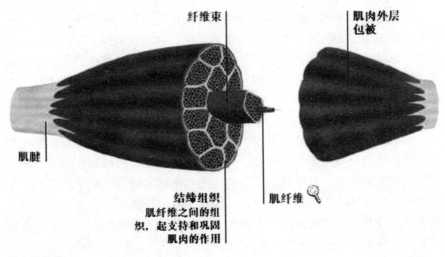

纤维束 | 肌肉外层包被 | 肌腱 | 结缔组织 肌纤维之间的组织，起支持和巩固肌肉的作用 | 肌纤维

※ 肌纤维

骨骼肌受损伤后，肌卫星细胞分裂并分化为成肌细胞，成肌细胞互相融合成多核细胞称为肌管，肌丝增多后，细胞核移至边缘，慢慢变为骨骼肌纤维。

骨骼肌的肌纤维一般为细长圆柱形，长约 1～40 毫米，直径 10～100 微米。每条肌纤维周围都有一薄层结缔组织，称为肌内膜。肌纤维由多个到数百个的细胞核组成，收缩快速且有力，但是容易疲劳。骨骼肌受躯体神经支配，受意识控制，属随意肌。

这些结缔组织对肌组织具有支持、保护和营养作用，除此之外，还有调整单个肌纤维和肌束活动的功能。肌纤维的肌浆内含许多与细胞长轴平行排列的肌原纤维，每条肌原纤维之间均是由明带和暗带相间的肌原纤维结构构成的，各条肌原纤维的明带和暗带又排列于同一水平上，因而，肌纤维显示出明暗交替的横纹，所以又称横纹肌。肌纤维收缩时，肌原纤维暗带的长度不变，但是与暗带两端相邻的明带的长度会变短。

肌纤维呈梭形，无横纹，细胞核位于肌纤维中央。人们把这种纤维的构成体称为平滑肌，或称为内脏肌，主要分布于内脏和血管的机体壁上。平滑肌的纤维长约 20～300 微米，直径约 6 微米，妊娠期子宫的平滑肌会变长，可以达到 500 微米。肌纤维的核为长椭圆形，位于肌纤维的中央基膜附于肌膜之外。

◎肌肉的构造

每条肌纤维周围均有一薄层结缔组织叫做肌内膜，由数条至数十条肌纤维集合成肌束，肌束外有较厚的结缔组织，称为肌束膜。肌肉由许多肌束组成，其表面的结缔组织称肌外膜，即深筋膜。各结缔组织中均有丰富的血管，肌内膜中有毛细血管网包绕于肌纤维周围。肌肉的结缔组织中有传入和传出神经纤维，两种纤维都是有髓神经纤维。分布于肌肉内血管壁上的神经为自主性神经，是无髓神经纤维。

相邻平滑肌间常有缝管连接肌细胞间有少量结缔组织，并有毛细血管和神经纤维等。肌细胞外形细长，所以又称肌纤维。肌细胞的细胞膜叫做肌膜，它的细胞质叫做肌浆。肌细胞收缩的物质基础是肌浆中的肌丝。从肌细胞的形态与分布的角度来讲，肌肉组织分为骨骼肌、心肌与平滑肌三种类型。骨骼肌一般通过腱附于骨骼上，但也并不是都如此，如食管上部的肌层及面部表情肌并不附于骨骼上。心肌分布于心脏，构成心房、心室壁上的心肌层，也见于靠近心脏的大血管壁上。平滑肌分布于内脏和血管壁。骨骼肌与心肌的肌纤维都有横纹，因此又叫横纹肌。平滑肌纤维无横纹。肌肉组织具有收缩的特性，对躯体和四肢运动，以及体内消化、呼吸、循环和排泄等生理过程起着至关重要的作用，是人体活动的动力来源。骨骼肌的收缩受意志支配，属于随意肌。心肌与平滑肌受自主性神经支配，属于不随意肌。

◎肌肉的内部构造

如果我们的体积像一个细胞一样小，可以随意进入人的身体，那么当我们来到肌肉群中时，就会发现肌肉是由一条条像钢缆一样的肌纤维捆扎起来的。这些钢缆组合成较粗较长的缆绳群组，当肌肉用力时，它们就如弹簧一样有弹性地张弛和收缩。

在那些最粗的缆索之中，有肌纤维、神经、血管和结缔组织。每根肌纤维由比较小的肌原纤维组成。每根肌原纤维，则由缠在一起的两种丝状蛋白质（肌凝蛋白和肌动蛋白）组成。这就是肌肉最基本的单位。那些大力士们大块大块的肌肉，都是由这两种小得根本无法想象的蛋白组合成的。但是这些微小的蛋白质联合在一起时，却能做出伟大的举动来。人就是靠这些肌肉的力量慢慢地改变了地球的面貌。

随着人的年龄不断增长，控制骨头活动的横纹肌的弹性纤维会慢慢被结缔组织代替。结缔组织虽然很结实，但没有弹性，因此肌肉变得较弱，不能强力收缩。所以老年时，肌肉的力量衰退，反应也迟钝了。随着人的衰老，肌肉的力量也变弱了。

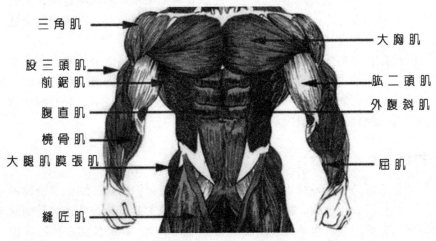

三角肌　　　　　　　　　　大胸肌
股三头肌
前锯肌　　　　　　　　　　肱二头肌
腹直肌　　　　　　　　　　外腹斜肌
桡骨肌
大腿肌膜张肌　　　　　　　屈肌
缝匠肌

※ 肌肉

◎肌肉的训练

皮肤下的肌肉是部神奇的引擎。我们能够走路、跑步和爬山等都是靠肌肉来完成。只有 600 条肌肉互相配合地运作，你才能正常地度过每一天。

肌肉还能协助我们对抗地心引力。肌肉纤维控制人体的所有动作，从轻轻眨眼到微笑，成千上万条细微的纤维集结成肌肉束，进而形成完整的肌肉系统。以攀岩爱好者为例，每向上爬一步，都需要肌肉的收缩和张弛。肌肉只能完成拉扯，而不能完成推挤，因此大部分属于骨骼肌。骨骼肌由肌腱与骨骼相连，紧密结合的肌腱纤维有类似于橡皮筋的功能。

眼睛周围的肌肉可以牵动眼球，使我们能看见东西、使眼色、眨眼；手部与指尖的肌肉让我们能捏得住极小的物体。以攀岩者为例，他们要上升需要动用手部和上肢的肌肉握住东西，连续不断的肌肉收缩可以使他们握紧岩石向上攀爬。

虽然我们可以决定何时使用以及怎样牵动骨骼肌，但我们并不能够时刻察觉这种变化。有的时候你可能会微微调整姿势以保持平衡，但也许这种姿势的改变难以自察。这种动态的平衡一直在发生着。

通过一定时间的锻炼，肌肉可以变得发达。但大块的肌肉不一定就是好的。毛细血管携带红血球流经肌肉时，如果肌肉剧烈地收缩，毛细血管就会受到挤压，肌肉会开始缺氧，废物就因此堆积下来了。

在压力极大的情形下，肌肉无法作出迅速的反应，于是疲劳感不断袭来。以攀岩为例，肌肉发达的强壮男性攀登者如果攀爬的速度过快，上肢使用频率和力度过大，那么他的前臂的肌肉很快就会缺氧，很快他就会感到疲劳，以致放弃。

因此，在一些体力挑战运动面前，女性比男性更具优势。攀岩更多讲求的是一个人的力量和重量的比率。小块肌肉比大块肌肉更有优势，因为它只需承担自己的体重就可以了。肌肉较小的女性施力较小，对毛细血管的挤压也比较轻，因此肌肉更具有耐力。

◎神经组织

神经组织是神经系统的主要组成部分，神经组织由神经细胞（也称神经元）和神经胶质构成。神经元是神经组织中的主要成分，具有接受刺激和传导兴奋的功能，也是神经活动的基本功能单位。神经胶质在神经组织中起着保护、营养和支持的作用。

◎神经系统的构成

神经系统是人体内由神经组织构成的全部装置，主要由神经元组成。神经系统由中枢神经系统和布满全身各处的周围神经系统两部分组成。中枢神经系统包括脑和脊髓，位于人体的中轴位，是神经组织最集中、构造最复杂的地方。它们的周围有头颅骨和脊椎骨包绕。这些骨头质地很硬，在人年龄小时还富有弹性，因此脑和脊髓可以得到较好的保护。同时中枢神经系统存在有控制各种生理机能的中枢。神经系统在维持机体内环境稳态、保持机体完整统一性及其它在外环境的协调平衡中起着主导作用。

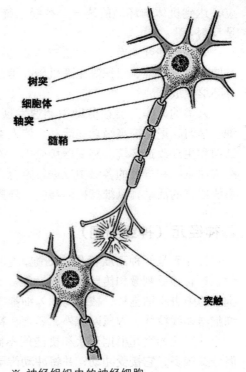

※ 神经组织中的神经细胞

神经组织是高度分化的组织，是组成人体神经系统的主要成分。它在人体各组织器官内广泛分布，具有联系、调节和支配各器官活动的功能，使机体成为协调统一的整体。

神经细胞是神经系统的结构和功能单位，又称神经元。一个成人大概有 10 个神经元，它们具有接受刺激、传导冲动和整合信息的功能，有些神经元还有内分泌功能。神经胶质细胞总称为神经胶质，其数量大概是神经元的 10～50 倍，主要在神经元之间分布。它没有传导冲动的功能，而是对神经元起支持、营养、绝缘和保护等作用。

周围神经系统包括各种神经和神经节，其中，同脑相连的称为脑神经，与脊髓相连的为脊神经，支配内脏器官的称植物性神经。各类神经通过其末梢与其他器官系统相连系。

神经系统对人体有重要作用，是人体内起主导作用的系统。一方面它控制与调节各器官、系统的活动，使人体统一为一个整体。另一方面通过神经系统的分析与综合，使机体对环境变化的刺激作出相应的反应，达到机体与环境的统一。神经系统对生理机能调节的基本活动形式是反射。

人脑的高度发展，让大脑皮质成为控制整个机体功能的最高级部位，并使其具有思维、意识等生理机能。神经系统发生于胚胎发育的早期，由外胚层生成。

人类的大脑皮层在劳动中高速发展并且不断完善，产生了语言、思维、学习、记忆等高级功能活动，使人类不仅能适应环境的变化，而且能认识和主动改造环境。感受器接受内、外环境的各种信息后，通过周围神经传递到脑和脊髓的各级中枢进行整合，再经周围神经控制和调节机体各系统器官的活动，以维持机体与内、外界环境的相对平衡。

◎神经元（神经细胞）

神经元是一种高度特化的细胞，它是神经系统的基本结构和功能单位，具有感受刺激和传导兴奋的功能。胞体和突起两部分组成了神经元。胞体的中央有细胞核，核的周围为细胞质，胞质内除了一般细胞所具有的细胞器如线粒体、内质网等外，还含有特有的神经元纤维和尼氏体。

神经元的突起根据形状和机能的不同又分为树突和轴突。树突较短，但分支较多，它接受冲动，并将冲动传至细胞体，各类神经元树突的数目多少不等，形态各异。每个神经元只发出一条轴突，长短不同，胞体发出的冲动则沿轴突传出。

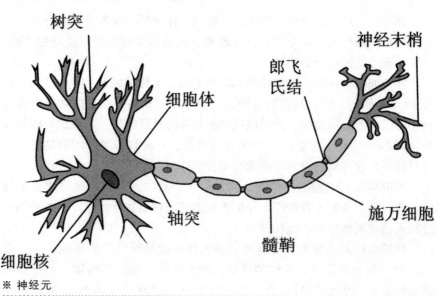

※ 神经元

根据突起的数目，可将神经元从形态的角度上分为假单极神经元、双极神经元和多极神经元三大类。

假单极神经元：胞体在脑神经节或脊神经节内。由胞体发出一个突起，不远处分两支，一支进入脑或脊髓，称中枢突。另一支至皮肤、运动系统或内脏等处的感受器，称周围突。

双极神经元：由胞体的两端各发出一个突起，其中一个是树突，另一个是轴突。

多极神经元：有多个树突和一个轴突，胞体主要存在于脑和脊髓内，一些存在于内脏神经节。

根据神经元的功能来划分，神经元可分为感觉神经元、运动神经元和联络神经元三大类。感觉神经元又称传入神经元，一般位于外周的感觉神经节内，为假单极或双极神经元，感觉神经元的周围突接受内部和外界环境的各种刺激，经胞体和中枢突将冲动传至中枢；运动神经元又名传出神经元，大多位于脑、脊髓的运动核内或周围的植物神经节内，为多极神经元，它将冲动从中枢传至肌肉或腺体等效应器；联络神经元又叫中间神经元，是位于感觉和运动神经元之间、起联络、整合等作用的神经元，它是多极神经元。

◎神经纤维

神经元较长的突起（主要由轴突）及套在外面的鞘状结构叫做神经纤维，在中枢神经系统内的鞘状结构有少突胶质细胞构成，在周围神经系统的鞘状结构则是由神经膜细胞（也称施万细胞）所组成。

◎突触

神经元之间的联系方式并不是细胞质的互相沟通，而是互相接触。该接触部位的结构特化称为突触，通常是一个神经元的轴突与另一个神经元的树突或胞体借突触发生机能上的关联，神经冲动由一个神经元通过突触传递到另一个神经元。突触可分为化学性突触和电突触两类。通常所说的突触是指化学性突触。

根据两个神经元之间所形成的突触部位和类型的不同，最多的为轴体突触和轴树突触。除此之外，还有轴棘突触、轴轴突触和轴树突触等等。

通常一个神经元有非常多的突触，可以接收多个神经元传来的信息，比如脊髓前角运动神经元有 2000 个以上的突触。大脑皮质锥体细胞约有 30000 个突触。小脑浦肯野细胞最多甚至可以达到 20 万个突触，突触在神经元的胞体和树突基部分布最为稠密，树突尖部和轴突起始段最少。

在电镜下可以观察到，突触由三部分组成，即突触前部、突触间隙和突触后部。突触前部和突触后部相对应的细胞膜较其余部位微增厚，分别称为突触前膜和突触后膜，两膜之间的狭窄间隙则为突触间隙。

突触前部神经元轴突终末呈球状膨大，轴膜增厚形成突触前膜，厚度为 6～7 纳米。在突触前膜部位的胞浆内，含有很多突触小泡和一些微丝、微管、线粒体和滑面内质网等。突触小泡是突触前部的特征性结构，小泡内含有化学物质，称为神经递质。

各种突触内的突触小泡形状和大小颇不相同，是其所含神经递质不相同所导致的。常见突触小泡类型有球形小泡、颗粒小泡和扁平小泡。球形小泡直径为 20～60 纳米，小泡状态清亮，其中含有兴奋性神经递质，如乙酰胆碱；颗粒小泡内含有电子密度高的致密颗粒，按其颗粒大小的不同可分为小颗粒小泡和大颗粒小泡两种。小颗粒小泡直径为 30～60 纳米，通常含胺类神经递质如肾上腺素、去甲肾上腺素等；大颗粒小泡直径可达80～200 纳米，扁平小泡长径约为 50 纳米，呈扁平圆形，其中含有抑制性神经递质，如氨基丁酸等。

◎神经胶质

神经胶质细胞简称为神经胶质，广泛分布于中枢和周围神经系统。普通染色只能显示胞核，只有用特殊银染方法才能显示神经胶质细胞整体形态。神经胶质细胞一般比神经细胞小，突起多而不规则，数量约为神经细胞的十倍，多分布在神经元胞体、突起以及中枢神经毛细血管的周围。神经胶质细胞具有支持、营养、保护、髓鞘形成及绝缘的功能，并有分裂增殖与再生修复等多种作用。

神经胶质的数目是神经元的 10～50 倍，突起无树突、轴突之分，胞体比较小，胞浆中无神经元纤维和尼氏体，不具有传导冲动的功能。神经胶质对神经元有支持、绝缘、营养和保护等作用，并参与构成血脑屏障。

星形胶质细胞是胶质细胞中最大的一种，胞体呈星形，细胞核呈圆形或椭圆形，个大，染色较浅。胞质内有交织走行的神经胶质丝，由胞体伸出许多呈放射状走行的突起，一些突起末端膨大形成脚板，附着在毛细血管基膜上，或伸到脑和脊髓的表面变成胶质界膜。星形胶质细胞约占全部胶质细胞的 20%。

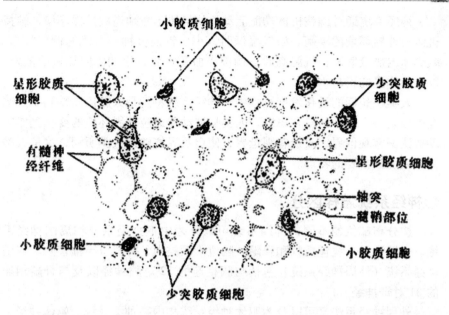

星形胶质细胞根据其分布及结构又可分原浆性星形胶质细胞和纤维性星形胶质细胞两种。

原浆性星形胶质细胞分布在中枢神经系统的灰质内，位于神经细胞体及其突起的周围。原浆性星形胶质细胞的突起是不规则的，分支多而短曲，表面不光滑。胞质内的神经胶质丝少。

纤维性星形胶质细胞分布于白质内，位于神经纤维之间。其突起是放射状，细长而直，分支少，表面光滑。胞质里有许多交织排列的原纤维，其超微结构是一种中间丝，称神经胶质丝，其内含有胶质原纤维酸性蛋白，用免疫细胞化学染色技术能特异性地显示出这种细胞。

星形胶质细胞里有高浓度的 K^+，并能摄取某些神经递质（如 γ-氨基丁酸）。它通过调适细胞间隙的 K^+ 和神经递质浓度，来影响神经元的功能活动。因此，星形胶质细胞对维持神经细胞微环境的稳定和调节代谢过程有重要作用。当中枢神经系统受损时，星形胶质细胞迅速分裂增殖，以形成胶质瘢痕形式进行修复。

◎神经系统有什么功能

神经系统调节和控制其他各系统的共同活动，使机体成为一个统一的整体。例如，当参加体育运动时，随着骨骼肌的收缩，会发生呼吸加快、加深，心跳加速，出汗等一系列变化。

神经系统通过调整机体功能活动，使机体不断地适应外界环境，维持机体与外界环境的平衡。如气温低时，小血管通过神经系统的调节收缩，减少体内热量散发；气温高时，周围小血管扩张，增加体内热量的散发，以维持体温的正常水平。

人类在长期的进化发展过程中，神经系统特别是大脑皮质得到了大幅度的提高，产生了语言和思维，人类从被动地适应外界环境的变化到能主动地认识客观世界，改造客观世界，使自然界能够为人类所用，这是人类神经系统最重要的特点。

◎神经系统怎样区分

按分布部位的不同，神经系统可以分为中枢神经系统和周围神经系统。中枢神经系统包括脑和脊髓。脑位于颅腔内，脊髓位于椎管内。周围神经系统（外周神经系统）包括与脑相连的 12 对脑神经以及与脊髓相连的 31 对脊神经。

外周神经系统又可以分为躯体神经系统和内脏神经系统。躯体神经系统又称为动物神经系统，含有躯体感觉和躯体运动神经，主要分布于皮肤和运动系统（骨、骨连接和骨骼肌），有管理皮肤的感觉和运动器的感觉及运动的功能。

内脏神经系统又称自主神经系统，主要分布于内脏、心血管和腺体，主要作用是管理它们的感觉及运动，含有内脏感觉（传入）神经和内脏运动（传出）神经，内脏运动神经又根据其功能分为交感神经及副交感神经。

◎神经系统是如何活动的

神经系统的功能活动非常复杂，但其基本活动方式是反射。反射指的是神经系统在内、外环境的刺激下所作出的反应。反射活动的形态基础是反射弧。

反射弧的基本组成是：感受器→传入神经→反射中枢→传出神经→效应器。如果反射弧中任何一个环节发生问题或障碍，那么反射活动将减弱甚至消失。

▶ 知 识 窗

对于大多数人来说，肌肉再平常不过了，但是它们的重要性却令人难以想象，主要原因在于肌肉是身体用以驱动自身的"引擎"。尽管它们与汽车发动机或电动机的工作原理不同，但作用相仿。它们都将能量转化为运动。

如果没有肌肉，人们就不能做任何事情。大脑构想的任何内容都要用肌肉运动的形式表现出来。表达思想的方式只能是运用喉部、嘴部和舌头部肌肉（说话）、指部肌肉（写字或"手语"）或者骨骼肌（身体语言、舞蹈、奔跑、锻炼或搏斗等）来完成。

因为肌肉对所有动物都很重要，所以结构极为复杂。它们能够高效地将营养物转变为运动，能够持久运作，还能够自行痊愈而且能通过锻炼变得更强壮。它们执行人体的一切活动，包括从走路到保持血液流动。

| 拓展思考 |

1. 人体的四大组织分别是什么？

2. 人体大约有多少块骨骼肌？你觉得人一定要拥有强壮的肌肉吗？

3. 神经系统的主要组成成分是什么？神经元的功能有哪些？

齐心协力的人体系统

Qi Xin Xie Li De Ren Ti Xi Tong

◎消化系统

消化系统负责我们所摄取食物的消化，是我们获得糖类、脂肪、蛋白质、维生素等营养的消化系统。消化系统分为消化管和消化腺两大部分。

消化管是一条由口腔缘起，延续为咽、食管、胃、小肠、大肠、肛门的很长的肌性管道，包括口腔、咽、食管、胃、小肠（十二指肠、空肠、回肠）和大肠（盲肠、结肠、直肠）等部。临床上常把口腔到十二指肠的这一段称上消化道，空肠以下的部分为下消化道。消化腺可分为小消化腺和大消化腺两种。小消化腺散在于消化管各部的管壁内，大消化腺有三对唾液腺（腮腺、下颌下腺、舌头下腺）、肝和胰，它们均用导管，将分泌物导入消化管内。

消化系统的基本作用是食物的消化和吸收，供机体所需的物质和能量。食物中的营养物质只有维生素、水和无机盐可以被直接吸收和利用，其他的物质，如蛋白质、脂肪和糖类等物质均不能被机体直接吸收利用，这些物质需要在消化管内被分解为结构简单的小分子物质，才能被吸收利用。

消化是指食物在消化管内被分解成结构简单、可被吸收的小分子物质的过程。这种小分子物质透过消化管黏膜上皮细胞到血液和淋巴液的过程就是吸收。对于未被吸收的残渣部分，消化道则通过大肠以粪

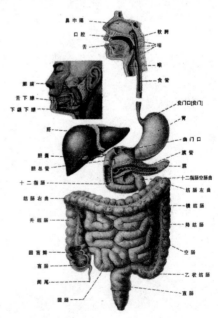

※ 消化系统概观

便形式排出人体。

◎食物的消化和吸收是怎么回事

食物的消化和吸收需要通过消化系统各个器官相互协作才能完成。我们平常所吃的食物中的营养成分，主要有碳水化合物、蛋白质、脂肪、维生素、无机盐和水，除了维生素、无机盐和水可直接吸收外，蛋白质、脂肪和碳水化合物都不能被直接吸收，因为它们都是结构较复杂的物质，必须要通过消化道的消化，从大分子变成小分子，才可以通过消化道的黏膜进入血液，输送到身体各处供组织细胞利用。

食物在消化道内的这种分解过程叫做消化。食物经过消化后，通过消化管黏膜上皮细胞进入血液循环的过程叫吸收。消化和吸收是关联密切的两个过程。

消化又分为机械性消化和化学性消化。食物经过口腔的咀嚼，牙齿的磨碎，舌头的搅拌、吞咽，胃肠肌肉的活动，把大块的食物变成碎小的，并将消化了的食物成分与消化管壁紧密接触而便于吸收，使不能消化的食物残渣由消化道末端排出体外。这种消化过程称为机械性消化，或物理性消化。

化学性消化指通过消化腺分泌的消化液对食物进行化学分解。由消化腺所分泌的这种消化液可以把复杂的各种营养物质分解为肠壁能够吸收的简单的化合物，如糖类分解为单糖，蛋白质分解为氨基酸，脂类分解为甘油及脂肪酸。然后这些分解后的营养物质被小肠（主要是空肠）吸收入体内，进入血液和淋巴液。这种消化过程称为化学性消化。在正常情况下，机械性消化和化学性消化是同步进行、互相配合的。

人体的消化过程是食物的消化，即将大分子食物分解为小分

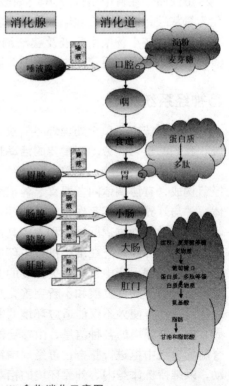

※ 食物消化示意图

子，过程是：食物经过口腔的咀嚼，然后拌着唾液，经由咽部、食道，进入胃，然后胃壁不断的蠕动，使食物和胃腺分泌的胃液混合，促进蛋白质的消化，接着再把成半液体的浓稠状的食物，往下送进小肠，这时肝脏分泌的胆汁，胰脏分泌的胰汁都输送到小肠来，和小肠液一起把这些食物分解成为小分子，小肠壁的绒毛将这些小分子吸收后，养分便由血液输送给身体的各个细胞，整个消化过程需要花费六个半小时。

剩下的食物残渣由小肠送入大肠，然后大肠吸去大部分的水分，然后经过直肠，由肛门排出。消化系统的基本生理功能是摄取、转运、消化食物、吸收营养和排泄废物，这些生理过程的完成有赖于整个胃肠道协调的生理活动。

◎淀粉，蛋白质，脂肪的消化和吸收

淀粉：在口腔内由唾液初步消化为麦芽糖，在小肠内由肠液及胰液消化为葡萄糖，最后全部被毛细血管吸收。

蛋白质：在胃中由胃液初步消化成蛋白胨，在小肠中由肠液及胰液消化为氨基酸，最后全部被毛细血管吸收。

脂肪：在小肠中由肠液及胰液消化（胆汁促进消化）为甘油和脂肪酸，小部分被毛细血管吸收，大部分被毛细淋巴管吸收。

◎神经系统

神经系统主要负责处理外界信息，使我们能对外界的信息有很好的反应，我们的学习、劳动等重要的活动也是由神经系统完成的。

神经系统是由脑、脊髓、脑神经、脊神经和植物性神经，以及各种神经节构成，有协调体内各器官、各系统的活动的功能，使之成为完整的一体，并与外界环境相互作用。

中枢神经通过周围神经和人体其他各个器官、系统发生极其广泛且复杂的联系。神经系统在维持机体内环境稳定、保持机体完整统一性及其与外环境的协调平衡中起着至关重要的主导作用。在社会劳动中，人类的大脑皮层得到了高度发展和不断完善，产生了语言、思维、学习、记忆等高级功能活动，使人不仅能适应环境的变化，而且能认识和主动改造客观世界。内、外环境的各种信息，由感受器接收后，通过周围神经传递到脑和脊髓的各级中枢进行整合，再经周围神经控制和调节机体各系统器官的活动，以维持机体与内、外界环境的相对平衡。神经系统是由神经细胞（神经元）和神经胶质所构成。

人体各器官、系统的功能都是直接或间接处于神经系统的调控之下，神经系统是整体内起主导作用的调节系统。人体是一个复杂的机体，各器官、系统的功能并非孤立的，它们之间互相联系、互相制约；同时，人们生活在经常变化的环境中，周围环境的变化随时影响着体内的各种功能的运作。这就需要对体内各种功能不断作出迅速且完善的调节，使机体适应内、外环境的变化。这一调节功能主要就是靠神经系统来完成。

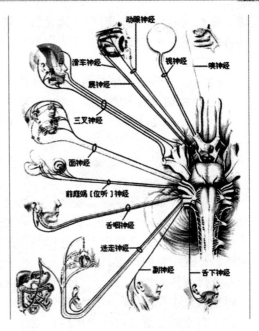

◎神经系统的起源

神经系统起源于神经外胚层，由神经管和神经嵴分化而成的神经系统对人体起着主导作用。人体的结构与功能都非常复杂，体内各器官、系统的功能和各种生理过程并不是各自孤立地进行，而是在神经系统的直接或间接调节控制下，互相连系、相互影响、密切配合，使人体统一为一个整体，实现和维持正常的生命活动。

◎神经系统的主要部分

神经系统的主要部分常在动物体的中轴，由明显的脑神经节、神经索或脑和脊髓以及它们之间的连接成分构成。在中枢神经系统内，大量神经细胞集聚在一起，有机地构成网络或回路。中枢神经系统接受全身各处输入的信息，经它加工整合后成为协调的运动性传出，或者储存在中枢神经系统内成为学习、记忆的神经基础。中枢神经还有意识、心理、思维活动的功能。

神经系统由中枢部分及其外周部分所组成。中枢部分包括脑和脊髓，分别位于颅腔和椎管内，两者在结构和功能上密切联系，组成中枢神经系统。外周部分有 12 对脑神经和 31 对脊神经，它们组成外周神经系统。外周神经遍布全身，把脑和脊髓与全身其他器官联系在一起，使中枢神经系统既能感受内外环境的改变（通过传入神经传输感觉信息），还能调节体内各种功能（通过传出神经传达调节指令），来保证人体的完整统一及其对环境的适应

神经系统的基本结构和功能单位是神经元（神经细胞），而神经元的活动和信息在神经系统中的传输则表现为一定的生物电变化和传播。例如，外周神经中的传入神经纤维把感觉信息输入中枢，传出神经纤维把中枢发出的指令信息传入效应器，这都是以神经冲动的形式传送的，而神经冲动就是一种称作动作电位的生物电变化，是神经兴奋的标志。

中枢神经系统就像一部容器巨大的信息加工器，加工的结果可以出现反射活动、产生感觉或记忆。比如，动物遇到伤害性的东西就会躲开，这是一种反射动作。在这个反射动作中，伤害性刺激所引起的信息，传送到中枢，经过中枢的加工，再经运动神经传出，引起了肌肉的活动。中枢神经系统接收传入信息后，可以传到脑的特定部位，产生感觉，这一点是可以根据人类主观的经验明确地报告出来的，在动物或许也有同样或类似的感觉。有些感觉信息传入中枢后，经过学习的过程，还可在中枢神经系统里留下痕迹，变成记忆。

中枢神经系统在完成上述功能活动时，有一个非常重要的特点，那就是协调与整合。协调指整体作用中的各个作用结合成为和谐运动的过程。整合的意思是把单独的、部分的活动变成为一个完整活动的过程。在这个过程中输出不再与输入呈一对一的关系，可以是多个输入转化成单个输出，或者反之。例如，当左腿屈曲时，右腿为了支持体重一般都是伸直的，而左腿屈肌是收缩的，伸肌却是松弛的。

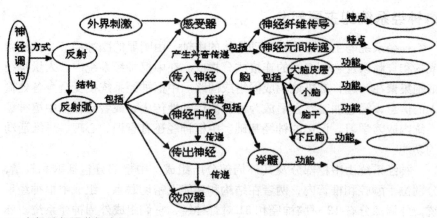

※ 中枢神经调节概念图

这些活动皆体现了中枢神经系统的协调与整合作用，如果从有机体与环境之间的相互关系来看，那么中枢神经系统的功能可以归纳成两类：主动作用与对抗作用。

对抗作用是指对抗外界环境给予机体的刺激，力图维持机体活动的原先状态，在生理学上叫做"稳态性作用"。这对保持机体生理状态的相对稳定和各种生理正常功能的进行有着比较重要的意义。各种先天的反射性活动，基本上都是属于这种类型，如体温调节反射，食物引起的胃肠活动反射等。

另一类作用并不是由明显的外界刺激所引起，而是由机体主动发动的，称主动作用，这在高等动物中尤为明显，例如，猫向老鼠扑去，人们随意想发动某个动作等。在这两种活动的基础上，生物还可通过学习获得新的行为。

◎呼吸系统

呼吸系统是气体交换的场所，使人体获得新鲜的氧气。

呼吸系统包括呼吸道（鼻腔、咽、喉、气管、支气管）和肺。它们的共同特点是壁薄，面积大，湿润，而且有丰富的毛细血管分布。进入呼吸器官的血管含缺氧血，离开呼吸器官的血管则是含多氧血。

呼吸系统是执行机体和外界进行气体交换的器官，由呼吸道和肺两部分构成。呼吸道包括鼻腔、咽、喉、气管和支气管，临床上将鼻腔、咽、喉称为上呼吸道，气管和支气管称为下呼吸道。呼吸道的壁内有骨或软骨的支持用来保证气流的畅通。肺主要由支气管反复分支及其末端形成的肺泡共同组成，气体进入肺泡内，便与肺泡周围的毛细血管内的血液进行气体交换。吸入空气中的氧气，透过肺泡进入毛细血管，通过血液循环，输送到全身各个器官组织，供给各器官

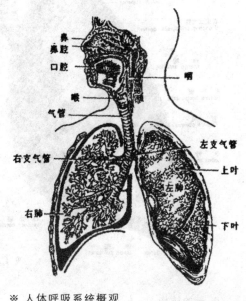

※ 人体呼吸系统概观

氧化过程的所需，各器官组织产生的代谢产物，例如，CO_2 再经过血液循环输送到肺，然后通过呼吸道呼出体外，呼吸系统具有适合与外界进行气体交换的结构和功能。

◎呼吸道有什么作用

呼吸道由鼻、咽、喉、气管、支气管构成，是气体进出肺的通道。它对进入的气体进行处理，使肺部的气体温暖、湿润、清洁。

肺是最主要的呼吸器官，它位于胸腔内，左右各一个，左肺有两叶，右肺有三叶。肺部是进行气体交换的场所。在你不知不觉中，你的肺在有节奏地吸入和呼出空气。

肺是一个内含大而潮湿的呼吸表面腔，位于身体内部，受到体壁保护。哺乳类的呼吸系统除肺以外还有一套通气结构，称为呼吸道。在吸气时，膈肌收缩，膈顶部下降，使胸廓的上下径随之增大。呼气时，正好相

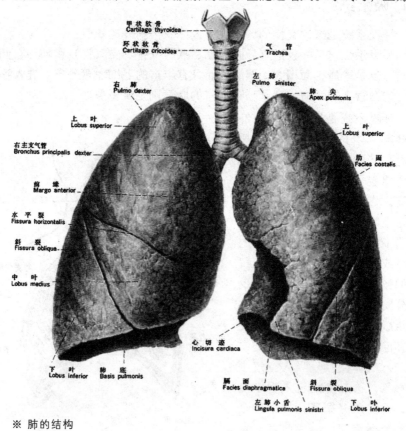

※ 肺的结构

反，膈肌舒张，膈顶部回升，胸廓的上下径变小。

在所有呼吸系统疾病的治疗过程中，营养治疗是重要的治疗部分。营养不良可使呼吸肌强度减弱，改变通气能力及损害免疫功能，引起肺功能的下降。营养状况的恢复可以改善受损肺功能、提高疗效，当经由口腔自然进食不足时，对有消化功能的病人来说，肠内营养比静脉更加常用。

呼吸道要很好地完成气体通行的任务，就需要保持通畅，这是怎样实现的呢？它是依靠骨和软骨作支架作为保证的。例如，鼻腔就是由骨和软骨围成的；喉的支架则全部由软骨构成；气管和支气管的壁上也不能缺少软骨。一旦呼吸道的软骨消失，就移行为肺组织。由于有软骨的支撑，使呼吸道的每一部分都不会塌陷，气体就可以畅通无阻，因此，如果呼吸道的某一部位发生狭窄或阻塞，都会影响气体的通行，使人出现呼吸困难的状况。

◎循环系统

人体循环系统的作用是为人体运输氧气和营养，排泄废物和二氧化碳，以及免疫活动。

循环系统是生物体的体液（包括血液、淋巴和组织液）和其借以循环流动的管道组成的系统。动物形成心脏以后，循环系统分为心脏和血管两大部分，称为心血管系统。循环系统是生物体内的运输系统，它把消化道吸收的营养物质和由鳃或肺吸进的氧输送到各组织器官，并将各组织器官的代谢产物通过同样的途径输入血液，经肺、肾排出。它还输送热量到身体各部分以保持体温，输送激素到靶器官以调节其功能。

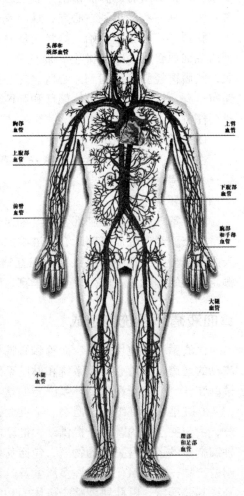

头部和颈部血管
上臂血管
胸部血管
上腹部血管
下腹部血管
前臂血管
胸部和手部血管
大腿血管
小腿血管
踝部和足部血管

※ 人体血液循环系统

◎人体的循环系统的组成

人体的循环系统由体循环和肺循环两部分构成。体循环始于左心室。血液从左心室搏出后，流经主动脉及其派生的若干动脉分支，将血液送进相应的器官。动脉再经多次分支，管径渐渐变细，血管数目渐渐增多，最后到达毛细血管，在此处经过细胞间液同组织细胞进行物质交换。

血液中的氧和营养物质被组织吸收，而组织中的二氧化碳以及其他代谢产物进入血液中，变动脉血为静脉血。此间静脉管径逐渐变粗，数目逐渐减少，直到所有静脉血都汇集到上腔静脉和下腔静脉，血液即由此回到右心房，从右心房再到右心室，从而完成了体循环过程。

肺循环自右心室开始。静脉血从右心室搏出，经由肺动脉到达肺泡周围的毛细血管网，在此排出二氧化碳，吸收新鲜氧气，静脉血成为动脉血，然后再经肺静脉回到左心房。左心房的血再进入左心室，又经大循环遍布全身。这样血液通过体循环和肺循环不停地运转，完成了血液循环的重要任务。

体循环的过程：

左心室→主动脉→各级动脉→全身毛细血管→各级静脉→上下腔静脉→右心房→右心室

肺循环的过程：

右心室→肺动脉→肺部各个毛细血管→肺静脉→左心房

血液流经毛细血管网时，血液中的二氧化碳进入肺泡，肺泡中的氧进入血液，与红细胞中的血红蛋白相互结合。这样，血液就从含氧量较少、颜色暗红的静脉血，成为了含氧丰富、颜色鲜红的动脉血。

◎血液循环系统的组成

血液循环系统由血液、血管和心脏构成。血液循环系统是血液在体内流动的通道，分为心血管系统和淋巴系统两部分。淋巴系统是静脉系统的辅助装备。一般所说的循环系统指的是心血管系统。

心脏是由心脏细胞、血管、毛细血管和血液组成的一个封闭的运输系统，由心脏不停的跳动、提供动力推动血液在其中循环流动，为机体的各种细胞提供了不可脱离的物质，包括营养物质和氧气，同时带走了细胞代谢的产物——二氧化碳。许多激素及其他信息物质也通过血液的运输得以到达其他器官，以此协调整个机体的功能。

因此，维持血液循环系统处于良好的工作状态，是机体得以生存的条件，而其中的关键是将血压维持在正常水平。循环系统是生物体的细胞外液（包括血浆、淋巴和组织液）和其借以循环流动的管道组成的系统。

从动物形成心脏以后，循环系统分心脏和血管两大部分，称为心血管系统。循环系统是生物体内的运输系统，它将消化道吸收的营养物质和从鳃或肺吸进的氧输送到各组织器官，并将各组织器官的代谢产物通过同样的途径输入血液，经肺、肾排出。它还输送热量到身体各部以保持体温，输送激素到靶器官以调节其功能。

◎循环系统的动力——心脏

心脏，是人和脊椎动物的器官之一，同时也是循环系统中的动力。心脏是人体最重要的器官之一，它的跳动就证明着生命的存在。心脏的作用就像一台水泵，使血液在体内不断地循环流动。人的心脏位于胸腔内，膈肌的上方，二肺之间，约2/3在中线左侧，体积如同本人的拳头大小。心脏的外形像个桃子，通过间隔使心脏分为左右两半，每一半再进一步地分为回收血液的部分叫做心房，喷血的部分则为心室，所以心脏有左右心室和左右心房共四个腔。在心室出入口处都有瓣膜。在左心室的入口处有二尖瓣，出口处有主动脉瓣；右室的入口处有三尖瓣，出口处有肺动脉瓣。瓣膜的功能就是使血液只能向固定的方向流动，以防血液倒流。

心脏表面靠近心底的地方，有横位的冠状沟几乎环绕心脏一周，仅在前面被主动脉及肺动脉的起始部中断。沟以上是左、右心房，沟以下是左、右心室。在心室的前面及后（下）面各有一纵行的浅沟，由冠状沟伸向心尖稍右方，分别叫做前后室间沟，为左、右心室的表面分界。左心房、左心室和右心房、右心室的正常位置关系呈现轻度由右向左扭转状态，即右心偏于右前上方，左心偏于左后下方。心脏是一中空的肌性器官，内有四腔：后上部为左心房、右心房，二者之间有房间隔分隔；前下部为左心室、右心室，二者间隔以室间隔。正常情况下，因房、室间隔的分隔，左半心与右半心不直接

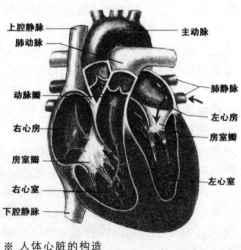

图中标注：上腔静脉、肺动脉、动脉瓣、右心房、房室瓣、右心室、下腔静脉、主动脉、肺静脉、左心房、房室瓣、左心室

※ 人体心脏的构造

相通，但每个心房可经房室口通向同侧心室。

右心房壁较薄。根据血流方向，右心房有三个入口，一个出口。入口为上、下腔静脉口和冠状窦口。冠状窦口为心壁静脉血回心的重要入口。出口即右房室口，右心房借助它通向右心室。房间隔后下部的卵圆形凹陷是卵圆窝，为胚胎时期连通左、右心房的卵圆孔闭锁后的遗迹。右心房上部向左前突出的部分叫右心耳。右心室有出入二口，入口即右房室口，其周缘附有三块叶片状瓣膜，称右房室瓣（即三尖瓣），按位置分别叫做前瓣、后瓣、隔瓣。瓣膜垂向室腔，并借许多线样的腱索与心室壁上的乳头肌相连。出口称肺动脉口，其周围有三个半月形瓣膜，称肺动脉瓣。

左心房构成心底的大部分，有四个入口，一个出口。在左心房后壁的两侧，分别有一对肺静脉口，为左右肺静脉的入口；左心房的前下有左房室口，通向左心室。左心房前部向右前突出的部分，称左心耳。左心室有出入二口。入口即左房室口，周围附有左房室瓣（二尖瓣），按位置称前瓣、后瓣，它们也有腱索分别与前、后乳头肌相连。出口为主动脉口，位于左房室口的右前上方，周围附有半月形的主动脉瓣。

心脏的功能是推动血液流动，为器官、组织提供充足的血流量，用来供应氧和各种营养物质，并带走代谢的终产物（如二氧化碳、尿素和尿酸等），使细胞维持正常的代谢和功能。体内各种内分泌的激素和一些其他体液因素，也要通过血液循环将它们输送到靶细胞，实现机体的体液调节，维持机体内环境的相对稳定。

此外，血液防卫机能的实现，以及体温相对恒定的调节，也都要依靠血液在血管内不断循环流动，而血液的循环是由心脏"泵"的作用来实现的。成年人的心脏重约300克，它的作用是非常重要的，比如一个人在安静状态下，心脏每分钟大概跳70次，每次泵血70毫升，则每分钟约泵5升血，如此推算一个人的心脏一生泵血所做的功，大约相当于将3万千克重的物体往上举到喜马拉雅山顶峰所做的功。

心脏中的心肌细胞分为普通心细胞和特殊心细胞两类。大多数为普通心肌细胞，在受到刺激以后，它们将发生收缩；刺激消失以后则又舒展开来。这样的一次收缩和一次舒张合起来，就组合成了心脏的一次跳动。另一些细胞为特殊心肌细胞，它们能够按照自身固有的规律，即自律性，不断地产生兴奋并传导给普通心肌细胞，对其进行刺激，使之收舒。

人的心脏是一个不知疲劳的动力泵，只要生命不息，它就跳动不止。心率为75次/分，则完成一个心动周期经历的时间为0.8秒。心房每工作（收缩）0.1秒，可以休息0.7秒；心室每工作0.3秒，可以休息0.5秒，所以心脏可以一直跳动而不会累，有足够的时间休息。就以平均每分钟

75 次计算，一天就要跳十万八千次，人的一生如按 70 岁计算，心脏要跳动二十七亿五千九百四十万次，这种惊人的劳动量真使我们为之惊叹。一旦心脏停止跳动，那就意味着，这个生命走到尽头了。

心脏就像一个交通要道，所有的血液都要在这里流进流出。带着二氧化碳的血液首先会流进右心房，右心房一收缩，就把这些血液挤进右心室，右心室再一收缩又把这些血液挤进了肺脏。在肺脏里，血液将二氧化碳排出，并带上新鲜的氧气再次流回心脏，这一次它流进的是左心房；左心房一收缩，带着氧气的血液就进了左心室，左心室再一收缩，这些血液就流进了主动脉，然后向全身流去，为各个器官送去氧气。

◎运动系统

运动系统，顾名思义，其首要的功能就是运动，主要负责身体的活动，让我们可以做出各种姿势。人的运动是极复杂的，包括简单的移位和高级活动，如语言、书写等，皆是在神经系统支配下，通过肌肉收缩来实现的。运动系统由骨、骨连接和骨骼肌三种器官组成。骨以不同形式连接起来，形成骨骼，组成了人体的基本形态，并为肌肉提供附着。在神经支配下，肌肉收缩，牵动其所附着的骨，以可动的骨连接为枢纽，产生杠杆运动。

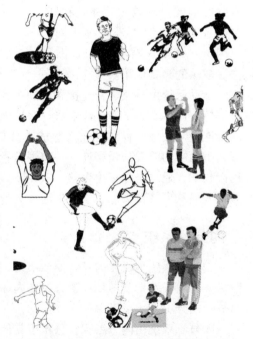

◎运动系统的功能

运动系统主要的功能是运动。简单的移位和高级活动如语言、书写等，都是由骨、骨连接和骨骼肌实现的。

运动系统的第二个功能是支持，主要是构成人体体形、支撑体重和内部器官以及维持体姿。人体姿势的维持除了骨和骨连接的支架作用之外，主要靠肌肉的紧张度来维持。骨骼肌经常处于不随意的紧张状态中，也就是通过神经系统反射性地维持一定的紧张度，在静止姿态，需要互相对抗的肌群各自维持一定的紧张度所取得的动态平衡。

运动系统的第三个功能是保护人的躯干形成了几个体腔，颅腔保护和支持着脑髓和感觉器官；胸腔保护和支持着心、大血管、肺等重要脏器；腹腔和盆腔保护和支持着消化、泌尿、生殖系统的许多脏器。这些体腔由骨及骨连接构成完整的壁或大部分骨性壁；肌肉也构成一些体腔壁的一部分，例如腹前、外侧壁，胸廓的肋间隙等，或围在骨性体腔壁的周围，形成颇具弹性和韧度的保护层。当受外力冲击时，肌肉反射性地收缩，有着缓冲打击和震荡的重要作用。

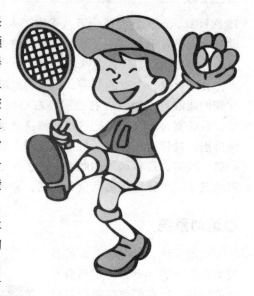

运动系统由骨骼、骨连接和肌肉组成，它构成人体的基本轮廓，而且有支持人体体重、维持人体姿势、保护内脏器官和造血等作用。可以活动的骨连接叫关节，骨和骨连接组成人体的支架，叫做骨骼。肌肉跨过关节，由两端的肌腱与骨相连，并包围着骨骼。肌肉收到大脑发出的信号就进行收缩，通过肌腱牵拉骨骼，以关节为支点，产生与之对应的动作。骨骼是人类从事体育锻炼、学习生活和其他劳动的重要器官。

◎内分泌系统

内分泌系统是机体的重要调节系统，它与神经系统相辅相成，共同调节机体的生长发育及各种代谢，保持内环境的稳定，并影响行为和控制生殖等。内分泌系统可以调解生理活动，让各个器官组织协调运作。

内分泌系统由内分泌腺和分布于其他器官的内分泌细胞构成。内分泌腺是人体内一些无输出导管的腺体。内分泌细胞的分泌物叫做激素。大部分内分泌细胞分泌的激素通过血液循环作用于远处的特定细胞，少部分内分泌细胞的分泌物可直接作用于邻近的细胞，这叫做旁分泌。内分泌腺的结构特点是：腺细胞排列成索状、团状或围成泡状，没有排送分泌物的导管，毛细血管丰富。

内分泌细胞分泌的激素，从化学性质角度可以分为含氮激素（包括氨基酸衍生物、胺类、肽类和蛋白质类激素）和类固醇激素两大类。分泌含氨激素细胞的超微结构特点为，胞质内含有与合成激素有关的粗面内质网及高尔基复合体，还有膜包被的分泌颗粒等。分泌类固醇激素细胞的超微结构特点是，胞质内含有与合成类固醇激素相关的丰富的滑面内质网，但不形成分泌颗粒；线粒体较多，其嵴大多呈管状；胞质内还有很多的脂滴，其中的胆固醇等为合成激素的原料。

　　每种激素作用于一定器官或器官内的某些种类的细胞，称为激素的靶器官或靶细胞。靶细胞具有与相应激素相结合的受体，受体与相应激素结合之后产生效应。含氮激素受体在靶细胞的质膜上，而类固醇激素受体一般在靶细胞的胞质内。

　　许多器官虽非内分泌腺体，但含有内分泌功能的组织或细胞，比如脑（内腓肽、胃泌素，释放因子等），肝（血管紧素原，25 羟化成骨固醇等），肾脏（肾素，前列腺素，1，25 羟成骨固醇等）等。同一种激素可以在不同组织或器官内合成，如生长抑素（下丘脑、胰岛、胃肠等），多肽性生长因子（神经系统、内皮细胞、血小板等）。

　　神经系统与内分泌系统生理学方面关系紧密，比如，下丘脑中部即为神经内分泌组织，可以合成抗利尿激素、催产素等，沿轴突贮存在垂体后叶。鸦片多肽既作用于神经系统（属神经递质性质），也作用于垂体（属激素性质）。两者在维持机体内环境稳定方面又互相影响和协调，比如保持血糖稳定的机制中，既有内分泌方面的激素，如胰岛素、胰高血糖素、生长激素、生长抑素、肾上腺皮质激素等的作用，也有神经系统如交感神经和副交感神经的参加。所以，只有在神经系统和内分泌系统都正常时，才能使机体内环境维持最佳状态。

◎人体主要的内分泌腺

　　人体主要的内分泌腺包括甲状腺、甲状旁腺、肾上腺、垂体、松果体、胰岛、胸腺和性腺等。内分泌系统是由很多特殊的细胞构成的各种内分泌腺，主要包括垂体、甲状腺、甲状旁腺、肾上腺、性腺、胰岛、胸腺及松果体等。

　　这些腺体分泌高效的有机化学物质即为激素，经由血液循环而传递化学信息到其靶细胞、靶组织或靶器官，发挥兴奋或抑制作用。激素是内分泌的第一信使，在身体其他部分，如胃肠道黏膜、脑、肾、心、肺等处都分布着散在的内分泌组织，或存在兼有内分泌功能的细胞，这些分散的内分泌组织同样属于内分泌系统。

　　内分泌系统与中枢神经系统在生理功能上有十分密切的关系，两者紧

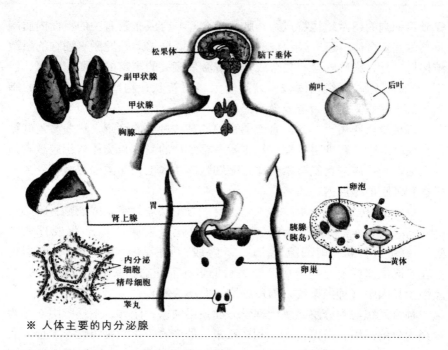

※ 人体主要的内分泌腺

密配合，相互作用，一起调节机体的各种功能，维持内环境的相对稳定，以适应机体内外环境的各种改变和需要。此外，内分泌系统还会间接或者直接地接受中枢神经系统的调节，因此，内分泌系统其实就是中枢神经调节系统的一个环节。同时，内分泌腺体也是影响中枢神经系统的活动的重要因素。

◎生殖系统

生殖系统是生物体内的和生殖紧密相关的器官成分的总称。生殖系统的功能是产生生殖细胞，繁殖新个体，分泌性激素和保持副性征。主要负责生殖活动，维持第二性征。

生殖系统，是指在复杂生物体上任何与有性繁殖及组成生殖系统相关的组织（严格意义上，不一

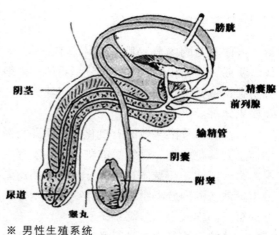

※ 男性生殖系统

定都属于器官）。人体生殖系统有男性和女性两类。按生殖器所在位置，又可分为内生殖器和外生殖器两部分。

泌尿系统负责血液中废物残渣的排泄，产生尿液。泌尿系统由肾、输尿管、膀胱及尿道组成，其主要功能为排泄。排泄是指机体代谢过程中所产生的各种不能被机体所利用或者有害的物质向体外输送的生理过程。被排出的物质一部分为营养物质的代谢产物；另一部分为衰老的细胞破坏时所形成的产物。此外，排泄物中还有一些随食物摄入的多余物质，如多余的水和无机盐类。

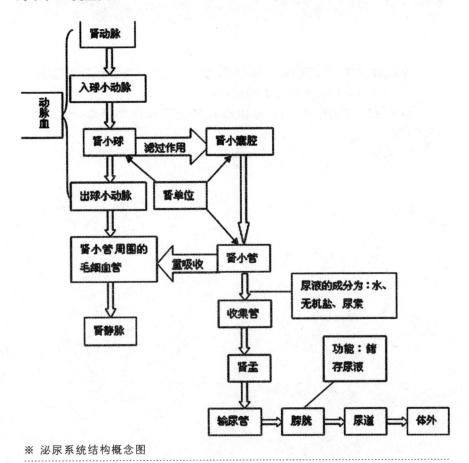

※ 泌尿系统结构概念图

消除脑细胞疲劳的方法：

1. 静止性（消极）休息。静止性休息主要是通过睡眠，使大脑细胞产生广泛的抑制，从而让已经疲劳的脑细胞恢复机能。

2. 活动性（积极）休息。活动性休息是通过一定的户外活动，使大脑皮层不同功能的细胞产生兴奋与抑制的过程相互诱导，从而让细胞得到交替休息。

3. 经常参加体育锻炼可预防和治疗神经衰弱。神经衰弱一般是由于长期长时间用脑，不注意休息，使大脑皮层兴奋、抑制长时间失调而引起神经系统机能下降的一种功能性疾病。体育锻炼可以有效地预防和治疗神经衰弱。

拓展思考

1. 你了解食物在身体里的消化过程吗？

2. 我们的思想，活动，对信息的接受和反应都是靠什么来完成的？

3. 人体主要的呼吸器官是什么？

有趣的人体——我们身体的构造

人体由哪些物质构成

Ren Ti You Na Xie Wu Zhi Gou Cheng

你知道万物之灵的人体是由什么构成的吗？是造物主捏制而成，还是由神秘莫测的力量形成？

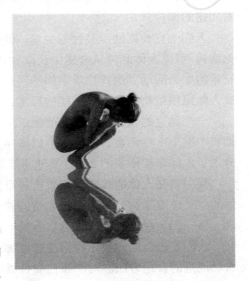

◎人体的构成

经过研究发现，人体也是由有机物、无机物等物质构成。人体的构成物质有蛋白质、糖、脂肪、水和无机盐。其中蛋白质、糖、脂肪都含有碳、氢、氧三种元素；称为有机物；水是由氢和氧元素构成的。无机盐包括钠、钾、钙、磷、硫、铁、氯、镁、碘等元素。

在人体的身体构造中，除了水之外还需要很多别的营养物质供给身体的能量消耗，维持身体机能的正常运转。人们在生活实践中发现，如果只给身体蛋白质、糖、脂肪、水和无机盐五种物质，并不能维持正常的生命活动。如果要维持正常的生命活动，食物中就必须还得包含另一类物质，那就是维生素。接下来，我们就来了解几种重要的营养元素吧。

◎人体内的维生素

维生素虽然不是构成人体的物质，但却是生理活动所必需。蛋白质、糖、脂肪、水、无机盐和维生素，就是通常所谓的六大营养物质，是生命活动所需的物质基础。

蛋白质类在人体内最为重要，与生命的关系极为紧密。蛋白质是人体组织、器官的重要构成主体，同时蛋白质还是人体内部机体生长、组织修复、各种酶和激素对体内生化反应的调节、抵御疾病的重要部分。

可以说，没有蛋白质就不会有生命。糖是生理活动和劳动所需能量的重要来源，有些不能进食的病人，常需要从静脉注入葡萄糖溶液，除了补充水分之外就是供给能量。脂肪是人体的能源仓库，是糖的后备物质。

水和无机盐对于维持体液的渗透压和酸碱平衡及其他生理功能都很重要。维生素的功能是多方面的，不同的维生素有着不同的生理作用，尤其是水溶性维生素，是构成某些酶的辅酶成分，通过酶的作用而间接发挥对代谢的调控。

人们一旦长期缺少某种维生素，就会引起物质代谢障碍（即维生素缺乏病）。可见人体必须从食物中获取六大营养物质，只有这样，才能维持正常的生命活动。这些物质中的任何一种物质的缺乏或代谢失常，均可造成人体组织结构的变化或功能的异常，就会产生疾病。

一个独立的人体是由众多的组织细胞和矿产元素组成的，包括元素周期表中的 109 种元素，在人体中同样存在。但是在整个的人体构造中，水分占了人体全部体重的 2/3，其他的就是按比例分配的各种矿物质元素。

蛋白质在人体的构造中起着至关重要的作用。在人体的生长初期，身体的生长速度很快，每天对蛋白质的需求量非常大，这时就需及时地补充肉、蛋、奶、豆类等优质蛋白质含量丰富的食物。

人们在进食的时候，应当注意食物营养成分的搭配，最好是运用多种食物混搭的食用方法。对于蛋白质食物的食用要恰当，如果食用过量的蛋

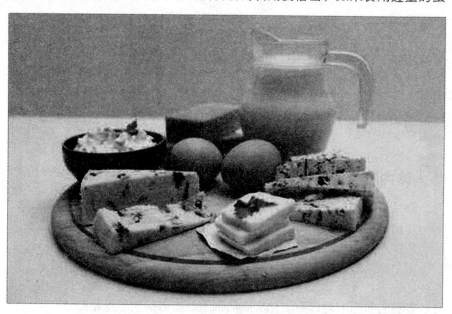

白质含量高的食物，反而会使身体中的营养调配比例变得混乱；如果过少的或是缺失蛋白质营养也会影响生长发育的速度，生化反应速度减弱，抗病能力下降，容易导致营养不良，有时甚至还会对脑细胞发育造成重大的影响，使其出现智力低下的现象。

◎脂肪

脂肪是人体储存和供给能量的主要营养素，人体内部的机体细胞膜、神经组织、激素的构成都需要脂肪的大力支持，同时，脂肪还有保护内脏、关节、各种组织、保暖隔热、支持促进脂溶性维生素吸收的功能。脂肪还能为人体的运动提供很好的能源力量，是同等重量碳水化合物或蛋白质的2倍。

人体在自然运动当中，需要大量的能量，而能量的来源则是要糖分的制造，碳水化合物就是为生命活动提供能源的主要营养素。在人类的日常生活当中，米、面、薯类、豆类和各种杂粮均是人类最重要、最经济的食物，这些食物在进入到人体之后，就会分解为糖物质，以供人体的正常能量需求，同时它还具有促进其他营养素的代谢，蛋白质、脂肪结合成糖蛋白、糖脂和构成抗体、酶、激素、细胞膜、神经组织、核糖核酸等具有重要作用，对人体的正常运行起到积极的作用。

维生素可促进酶的活力或者为辅酶活动，是维持人体生长发育和生理功能的重要元素之一，同时，维生素可分为脂溶类维生素和水溶性维生素两类，前者可以在体内储存，不需每日提供的维生素，包括维生素A、D、E、K；后者则是无法在体内存储，需要每日从食物提取的维生素，有维生素B、C等。

常被人们提到的矿物质营养有铁、锌、铜、硒、碘等，但是碳、氢、氧、氮等元素，大约占身体体重总量的96％，钙、磷、钾、钠、氯、镁、硫占身体体重的3.95％，其他微量元素大约有41种，这些元素中的每一种为人体提供的能源作用都是十分重要的、独特的、不可替代的。

矿物质不仅是人体的重要组成物质，同时还有构成骨骼，维持神经、肌肉正常生理功能，组成酶成分，维持渗透压，保持酸碱平衡的重要作用。如果不及时为人体提供矿物质营养，还容易使人患上缺钙性佝偻病、缺铁性贫血、缺锌性生长发育缓慢、缺碘性生长迟缓、智力落后等不良疾病。

纤维素能够刺激消化系统中消化液的产生，促进肠道蠕动，吸收水分利于排便，还可降低血浆胆固醇水平，改善血糖生成反应，影响营养素的吸收速度和部位，对肠道菌群的建立也起有利的作用。多食用水果、蔬菜、谷类、豆类的食物是很好的，为身体补充纤维素。

水对人体的作用是不可估量的，因为水中包含了极其重要的矿物质。水对身体机体物质的新陈代谢、生理活动都起到至关重要的影响和作用。

矿物质元素在人体内的存储比例是有一定要求的，过多或是过少都会对人体产生一定的危害，致使其产生一定的病症。矿物质还会随着人体的新陈代谢不断地、以微量的体积排出体外，所以要及时地加强对矿物质营养的补充，时刻关注身体的营养状态比例，让身体更健康。

知识窗

维生素是人和动物为维持正常的生理功能而必须从食物中获得的一种微量有机物质，在人体生长、代谢、发育过程中发挥着重要的作用。

它是维持人体生命活动必需的一类有机物质，同时也是保持人体健康的重要活性物质。维生素在体内的含量很少，但不可或缺。

维生素的发现是20世纪的伟大发现之一。1897年，艾克曼在爪哇发现只吃精磨的白米会患脚气病，未经碾磨的糙米能治疗这种病，并发现可治脚气病的物质能用水或酒精萃取，当时称这种物质为"水溶性B"。1906年，艾克曼证明食物中含有除蛋白质、脂类、碳水化合物、无机盐及水以外的"辅助因素"，其量很小，但为动物生长所必需。1911年，卡西米尔·冯克鉴别出在糙米中能对抗脚气病的物质是胺类（一类含氮的化合物），它的性质及在食品中的分布类似，且多数为辅酶。有的供给量须彼此平衡，如维生素B1、B2和PP，否则可影响生理作用。维生素B复合体包括：泛酸、烟酸、生物素、叶酸、维生素B1（硫胺素）、维生素B2（核黄素）、吡哆醇（维生素B6）和氰钴胺（维生素B12）。有的人也将胆碱、肌醇、对氨基苯酸（对氨基苯甲酸）、肉毒碱、硫辛酸包括在B复合体内。

拓展思考

1. 人体的六大营养物质是什么？
2. 人体物质都有哪些？

神奇的唾液

Shen Qi De Tuo Ye

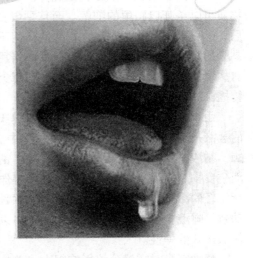

唾液，也叫做口水，由口腔分泌，它可以湿润口腔，让食物变软容易咽下，可以分解淀粉，在食物的消化过程中起到了十分重要的作用。唾液是一种无色且稀薄的液体，被人们俗称为口水，虽然在古代被称为"金津玉液"，但现代人们则认为口水有不洁不雅之感

唾液由唾液腺分泌而来，人体有多个唾液腺，小唾液腺分布在口腔各部的黏膜中，有唇、颊、舌头、腭四种腺体；大唾液腺有腮腺、舌头下腺及下颌下腺。腮腺、颌下腺和舌头下腺是主要的唾液分泌器官。正常状态下，每人每日平均可分泌 1000～1500 毫升的唾液。

◎唾液的作用和优点

唾液可以湿润口腔和食物，便于说话和吞咽，溶解食物并不断地移走味蕾上的食物微粒，从而使人类可以尝到食物的味道。唾液起到清洁和保护口腔的作用，有抗菌和消化功能。

唾液有养生保健的功用，自古就受到重视与肯定。古人初创文字时，即以水从舌头边为"活"字，意为舌头边之水（唾液）能维持人体的生命活力。历代医学家、养生家为了强调它的重要性，取名为"金津""玉液""琼浆""甘露""玉醴""华池神水"等。

唾液中含有碳酸盐、磷酸盐和蛋白质，对牙齿起到保护作用；淀粉酶还能够促进消化；其他成分还可以对抗细菌，清洁口腔。

然而唾液也存在不好的地方，如果人体带有病菌，其唾液也就成为了疾病的传播源。

人的唾液里99%都是水，有机物有唾液淀粉酶、粘多糖、粘蛋白及溶菌酶等，无机物有钠、钾、钙、氯和硫氰离子等。当食物和唾液混合后，唾液就能溶解食物里的可溶性成分，使之作用于味蕾而引起味觉。

唾液可防止口腔干燥，润滑食物；唾液可清洁口腔，冲洗残留在口腔里的食物残屑。当有害物质进入口腔时，唾液可以将那些有害物质冲淡和中和，并把它们从口腔黏膜上洗掉。唾液中含有溶菌酶和硫氰离子，这两物质可以杀死口腔里的细菌。而且黏蛋白不但有润滑作用，随食物进入胃后，还可以和胃酸中和，在胃酸的作用下，附着在黏膜上，对抗胃酸对胃黏膜的腐蚀，所以它对胃也有保护的作用。唾液还有排泄功能，如果体内有病毒，如狂犬病、脊髓灰质炎、腮腺炎、艾滋病等都可经由唾液排泄或传播。

由于人的唾液内含有多种对人体健康有益的物质，所以每天吞咽自己的唾液是一种极好的养生之道。唾液中含有淀粉酶、溶菌酶、过氧化物酶、黏液蛋白、磷脂、磷蛋白氨基酸、钠、钾、钙、镁等物质，它们皆有消化食物、杀菌、抗菌、保护胃黏膜等作用。唾液内还含有一种能使人保持年轻的激素，它对强化人的肌肉、软骨、骨骼、肌管和牙齿等有很好的功效。唾液中含有的唾液生长因子，可以促进人体细胞的生长分裂，能够保护皮肤的弹性。

精神因素对唾液分泌影响很大，例如，当人们看到美食时就会禁不住流口水，这是正常的生理现象。但是也有的人因为自身体质的原因，唾液腺对精神因素的刺激反应过于敏感，当看到特别喜欢的人或物时就会不由自主地流口水，紧张时、无聊时口水都会增多，在几分钟甚至几秒钟之内口腔里就会包满唾液，这时候的唾液却不再是金津玉液了，反而影响了人正常的社会交往和生活学习。

支配唾液腺的植物神经活动比较兴奋是致使口水多的直接原因，因为过量分泌唾液的不适刺激，造成患者主观上过分地关注自己的唾液情况，时间一长有的患者甚至患上了轻微的强迫症，平时会不由自主地关注自己和别人唾液的分泌情况，感觉自己的脸部会很不舒服，而且在人多容易紧张的场合口水也会增多，思想经常在口水上打转转，这种行为给患者带来了极

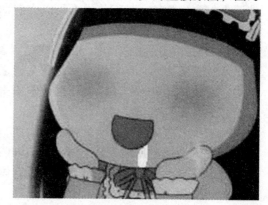

大的痛苦，虽然不是什么大毛病，但也会造成心理上的苦恼、抑郁、自卑，造成失眠等症状。此时患者无法通过自身来调整，只能通过药物帮助才能把精神状况和唾液分泌调整到正常状态。只要患者唾液分泌情况正常了，就不会再受到影响，精神上和心理上也就恢复到了正常状态。

◎唾液的功能

唾液除了对人体有一些基本的作用外，科学家近年来还发现了唾液还具有特殊功能。唾液的成分与血液成分相似，唾液成分的异常，可用来诊断人体是否患有疾病。比方说，唾液中含有一种免疫球蛋白，正常人体内的这种蛋白含量是比较稳定的，而患有细菌感染性牙病的人，免疫球蛋白的含量就会变低，而霍乱病患者含量则会上升。因此，通过检测唾液中免疫球蛋白就能看出肠道的免疫情况。还有，对于肾功能不全者，唾液中的尿素含量会显著增加，对确诊人体是否有尿毒症提供了方便。

医学研究发现，唾液是以血浆为原料生成的。其中一些成分既是皮肤细胞的最好营养物质，也不会引起皮肤过敏；唾液中含有多种生物酶，如溶菌酶、淀粉酶等，呈弱碱性，能够消除面部皮肤分泌的油质，杀灭面部的一些细菌，避免面部长疖生斑。因此，用唾液涂抹面部，常常会收到意想不到的效果。

一般体质强健的人，唾液分泌比较充盈旺盛。年老体弱者唾液分泌不足，常出现口干舌头燥、皮肤干燥、体力日衰、耳鸣重听、面部失去光泽、大便秘结等情况，利用吞口水养生法，可以重拾青春，抗衰延老。

唾液不但能够帮助人们诊断疾病，而且还能监护病人药物的用量。病人服药后，在一定时间内收集他的唾液，经过化验分析，就能够知道该药在血液中的浓度。更有意思的是，如果从唾液中提取某些成分，还可以抵抗致癌物质。据报道，在日本有位教授在研究一些常见的致癌物质时做了一个试验，他将致癌物质经过人的唾液处理，然后作用于细菌，结果发现细菌突变现象减少了。所以他提出，如果把食物在口腔之内能咀嚼30秒钟以上，基本上就能杀灭食物中可能存在的致癌物质。

一种常见的观点认为，唾液里含有天然的消毒成分，因此人们相信在受伤后舔舐伤口对复原有帮助。佛罗里达大学的研究者发现老鼠的唾液中含有一种叫做神经生长因子（NGF）的蛋白质。涂上 NGF 的伤口要比不做处理的伤口恢复快两倍，因此某些物种的唾液确实有帮助伤口恢复的作用。目前在人类的唾液中仍未发现 NGF 的存在，不过研究者在人类唾液中发现了一些抗菌剂，如 IgA、乳铁蛋白、溶菌酶以及过氧化物酶。虽然至今尚未有证据显示舔舐伤口可以消毒，不过在舔舐的过程中一些较大的污染物，如灰尘和病原体可被唾液直接冲走。因此，在没有水或其他消毒剂的情况下，舔舐仍不失为清洁伤口的好方法。

▶ 知 识 窗

你在睡梦中有没有流口水？如果有，你知道是什么原因吗？

1. 口腔卫生不良：因为口腔里的温度和湿度有利于细菌的繁殖，而夹在牙缝和牙面上的食物残渣或糖类物质则易引发龋齿、牙周病等。因为这些不良因素的刺激导致了睡觉时流口水。

2. 前牙畸形：因为遗传的因素造成的不良习惯，如啃指甲、吐舌头、咬铅笔头等，导致前牙畸形，睡觉时流口水。

3. 神经调节障碍：神经反射会造成唾液分泌的调节性，望梅止渴正是这个道理。如果神经调节发生障碍，也可导致睡觉时流口水。

| 拓展思考 |

1. 唾液有什么作用？
2. 唾液的优点是什么？
3. 唾液是怎样产生的？

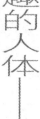

有趣的人体——我们身体的构造

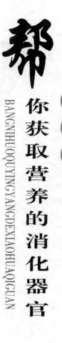

第二章

帮你获取营养的消化器官

BANGNIHUOQUYINGYANGDEXIAOHUAQIGUAN

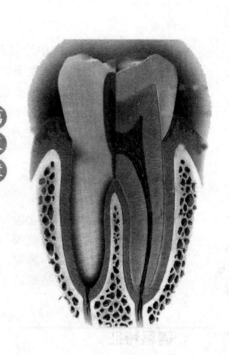

食物的消化和吸收都离不开消化器官，我们在生长发育中需要足够的营养，首先就是要有一套健康的消化器官，消化器官对我们的身体非常重要。你知道人体都有那些消化器官吗？你知道各个消化器官的位置吗？你知道食物在身体里面的消化过程吗？走进本章去寻找答案吧！

神通广大的嘴巴

Shen Tong Guang Da De Zui Ba

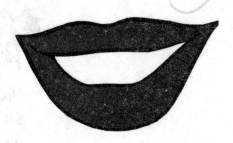

嘴巴这东西在五官中比较特殊，比其他器官的功能更多。嘴巴可以吃饭、喝水，可以说嘴巴是生命的入口。嘴巴还可以用来发声，说话、唱歌、倾诉、抱怨、赞美、批评等等。

◎嘴的功能

嘴的第一大功能当属吃饭，更严肃地来说是吃菜。正如钱钟书先生所说：吃饭讲究的事实上是吃菜。于是辨味，而不是充饥成了吃饭的目的，可是人们仍把享受掩饰为需要，不说吃菜，只说吃饭。

嘴的第二大功能就是说话了。有人认为说话是一门艺术，这一点确实如此。

◎嘴唇特征

由于嘴唇皮肤比较纤薄幼细，所以嘴唇很容易被紫外线灼伤而导致脱皮。随身携带优质的润唇膏是非常必要的，特别是含有维他命 E 等滋润成分的润唇膏最为理想，可以随时滋润唇部以防止双唇干燥脱皮。秋天最好还是使用滋润型唇膏，虽然滋润型唇膏要较持久型唇膏容易脱色，但对嘴唇伤害要小得多。唇膏中的石蜡、色素都具有带走水分的作用，长期化妆者容易出现脱皮现象，所以一个星期中最好有两天不化妆，只抹润唇膏。

双唇在经过漫长夏季的暴晒，容易造成唇色黯淡无光，经常化妆的女士更要注意，因为御妆不彻底，会导致唇色暗淡和干燥，严重的还会染上"口红病"。注意选用具有隔离与防晒功能的唇膏，同时要多喝水，食用含有丰富维他命的蔬菜和水果，也可适量服用含有维他命 A、B、C 的营养片，这些都可改善唇色沉暗。唇部护理必须要用优质护唇油，最好是无色的，然后再使用口红。

60

◎导致嘴唇干裂的因素

缺水是导致唇纹涌现与嘴唇干裂的主要因素。当唇部出现干裂时，可以先用热毛巾敷唇 3～5 分钟，再用柔软的刷子轻轻刷掉唇上的死皮，然后涂上润唇霜，注意不要立即涂抹口红，这样会伤害唇部柔嫩的皮肤。倘若唇部皮肤干裂严重，就要进行唇部的特别护理。通常可以选择睡觉前，在双唇上涂抹富含金盏草及甘菊精华成分的润唇膏，这两种成分能舒缓干裂的双唇。

嘴巴是脸部运动范围最大、最富有表情变化的部位。嘴是依附于上下颌骨及牙齿构成的半圆柱体，形体呈圆弧状，位置在面部的正下方，是吞咽和说话的重要器官之一，也是构成面部美的重要因素之一，可产生丰富的表情，形态十分引人注目。在医学上，口唇部的范围包括上下唇和口裂周围的面部组织，上至鼻孔底线，下至颏唇沟，两侧至鼻唇沟。

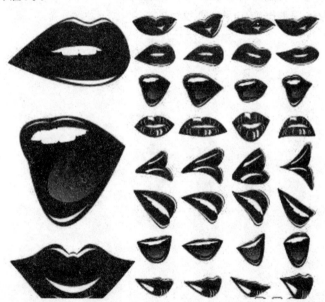

知 识 窗

　　正常人的嘴唇红润，干湿适度，润滑有光，如果身体有问题，嘴唇会及时向你发出信号。上唇颜色焦枯发焦或黯红：为大肠病变，并伴有肩膀不松爽、口臭口疹、喉咙不畅、耳鼻不通等症状。上唇苍白泛青：为大肠虚寒，泄泻、胀气、腹绞痛、不寒而栗、冷热交加等症状间或出现。下唇苍白：为胃虚寒，会出现上吐下泻、胃部发冷、胃阵痛等症状。下唇绛红色：为胃热，并见胃痛、肢体重滞、嗳呃、腹胀等症。唇内红赤或紫绛：肝火旺，脾气急躁，胁下胀痛，吃食不下。唇内黄色：有肝炎迹象，若黯浊，肝胆一定不佳。唇色火红如赤：发烧，心火旺，呼吸道有炎症。唇色暗淡而浊者：消化系统功能失调，时见便秘、腹泻、头痛、失眠、食欲不振等。泛白的唇色：为血虚的特征，血液循环弱，冬天四肢冰冷发紫，若营养失调，起居不良，容易导致贫血。双唇变黄而燥：脾脏分泌工作有碍，削弱免疫系统的抵抗力及辅助造血功能，很容易受感染。唇青紫，现代医学称为"紫绀"：这是机体缺氧或药物中毒的征象。常伴有面色暗红或淡青，胸闷不舒或时有刺痛，心慌气短，舌头有淤斑淤点等症状。

拓展思考

1. 嘴巴都能干什么？
2. 嘴巴干裂是因为什么？应该怎么办？
3. 你能用嘴巴变出多少种表情？

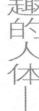

有趣的人体——我们身体的构造

形成牙齿的组织

Xing Cheng Ya Chi De Zu Zhi

牙 是人体最坚硬的器官，嵌入上、下颌骨牙槽内，分别排列成上牙弓和下牙弓，可咬切和磨碎食物，并对发音有辅助功能。

◎牙齿的样子

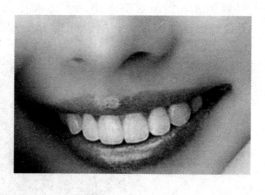

牙釉质、牙本质、牙骨质和牙髓共同构成了牙齿。牙齿暴露在口腔中的部分叫牙冠，被牙龈包围的部分叫牙颈，埋在牙槽骨内的部分叫牙根，覆盖在牙冠外层的物质叫做牙釉质。牙釉质呈半透明的白色、富有光泽，是牙齿中最硬的组织。

牙内部并不是实心的，而是有一定的腔隙，这个腔隙称为牙腔。牙腔内充满血管、神经和结缔组织，称为牙髓。口腔内的乳酸杆菌能酵解糖类产生酸，如此釉质就会脱钙，产生空洞，在临床上，我们把这种情况叫做龋齿。如果龋洞不断加深，危及牙髓的神经，牙齿就会产生剧痛的感觉。

牙齿的生长是先长出乳牙，一段时期后乳牙会自动脱落，恒牙就会取而代之。每一颗牙齿的长出需要一定的时间，恒牙和乳牙的脱换也有一定的规律。

母亲受孕的第六周，胎儿的口腔中就会出现乳牙的牙胚。四个月左右，牙胚出现钙化的情况。然后一直到孩子出生的六个月以后，乳牙才能生长出来。因此母亲在怀孕期间的营养对婴儿的牙齿非常重要。

身体状况良好的婴儿才有健全的牙齿。通常最先长出的乳牙是下颚第一门齿，大约在婴儿出生后的六至七个月时长出，这是全口腔中第一个长出乳牙的时间，也是牙科医生判断乳牙是否早生或过迟的标准。以后大约每隔四个月就会有新的乳牙长出，且是成对出现。

孩子长到 2～3 岁时，20 颗乳牙均出现在口腔中了。到了 6 岁后，乳牙就会逐渐脱落，代之以恒牙，这种状况要到 12 岁才全部完成。这期间是乳牙与恒牙的脱换时间。

一般说，6 岁左右时，在孩子下颚第二乳臼齿的后方会长出一颗牙齿，这颗恒牙便是第一大臼齿，俗称为"六岁齿"，这颗牙齿是最早的恒牙，它对人非常重要。如果"六岁齿"脱落，那么便不会再有牙齿长出代替。不仅如此，它还会对未来恒牙的排列及咀嚼功能产生很大的障碍。

6 岁齿长出以后，乳牙一颗颗地按照大致的程序被恒牙所取代。待孩子 12 岁～14 岁时，就会有 28 颗恒牙，最后在十七八岁以后上下颚的大臼齿长出，也就是我们所说的"智齿"。这时在我们口腔中便有了 32 颗恒牙，但是有的人第三大臼齿埋在骨中没有长出来，也有人根本不会长出这 4 颗牙齿，所以拥有 28～32 颗的恒牙都属正常现象。

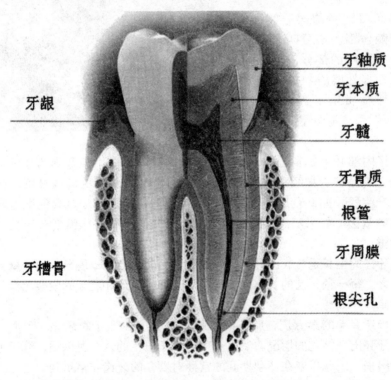

牙龈

牙槽骨

牙釉质

牙本质

牙髓

牙骨质

根管

牙周膜

根尖孔

※ 牙齿的构造

◎牙的分类

从牙齿的外形上来观察，每颗牙齿都包括牙冠、牙根两部分。

牙冠是指牙齿显露在口腔的部分，是人们咀嚼食物的重要工具。前牙的牙冠有唇面、舌头面、近中面和远中面，后牙的牙冠有颊面、舌头面、近中面、远中面和牙合面。

牙根是牙齿固定在牙槽窝内的部分，对牙齿起支持作用，其形态和数目不同，功能也有所不同。功能较弱而单纯的牙齿多为单根；功能较强且复杂的牙齿，不但牙冠外形比较复杂，而且牙根多有两个以上的分叉，这样可以增强牙齿在颌骨内的稳固性。

牙釉质位于牙冠表层，是半透明的乳白色硬组织。它是牙体组织中高度钙化的最坚硬的组织，牙釉质中绝大多数是无机物，其比例可达到96％，其余的物质则是水和有机物。

牙本质是构成牙齿主体的物质，位于牙釉质和牙骨质的内层，其质比较软。它所含矿物质大约是65％～70％，其余主要是蛋白质和水等无机物。

牙骨质是构成牙根表层的钙化组织。牙骨质与骨组织的组成相仿，但其硬度软骨和牙本质为低。

牙骨质含有45％～50％重量的无机物，有机物和水则为50％～55％.

牙髓在牙齿内部牙髓腔中，属于疏松结缔组织，牙髓中含有神经纤维、血管、淋巴管、造牙本质细胞以及成纤维细胞。

食物必须在口腔内经过切割、撕裂、捣碎和磨细，才能将各种食物破碎成小块或细屑，以便消化。牙的形态与功能是直接相关的，故根据牙齿的形态特点和功能特性分为以下四类：

1. 切牙。切牙在上颌和下颌各4颗，位于口腔前部。牙冠呈楔形，颈部厚但是切缘很薄。切牙的主要功能是切断食物，一般不承受较大的力，故为单根牙，牙冠的形态也较简单。

2. 尖牙。尖牙俗称犬齿。位于口角处，上、下、左、右共4颗。牙冠仍为楔形，其特征是切缘上有一个突出的牙尖，以便刺穿和撕裂食物。因为要适应撕裂所需之力，所以尖牙粗壮，牙根长大。

3. 双尖牙。双尖牙又名前磨牙，位于尖牙之后，磨牙之前，上、下、左、右共8个。牙冠呈立方形，有一个咬合面，其上一般有双尖，但是下颌第二双尖牙有时也会有三尖。双尖牙的作用主要是协助尖牙撕裂及协助磨牙捣碎食物。牙根扁，有分叉，以利于牙的稳固。

4. 磨牙。磨牙位于双尖牙之后，上、下、左、右共 8～12 个。牙冠大，呈立方形。有咬合面较大，其上有 4～5 个牙尖，结构比较复杂，便于磨细食物。一般上颌磨牙的牙根分为 3 叉，下颌磨牙的牙根分为 2 叉，用来增加牙的稳固性。切牙和尖牙位于口腔前部，故又合称为前牙；双尖牙和磨牙在口角之后，合称为后牙。

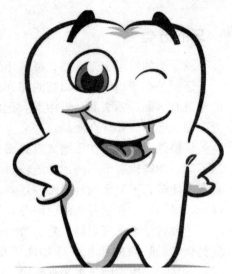

牙齿不但能帮助人类咀嚼食物和发声，而且对面容的形态有很大影响。有了牙齿和牙槽骨的支持，只有牙弓形态和咬合关系正常，才会使人的面部和唇颊部显得丰满。而当人们讲话和微笑时，露出整齐而洁白的牙齿，更让人觉得健康和美丽。相反，如果牙弓发育不正常，牙齿排列紊乱、参差不齐，面容就会显得不协调。如果牙齿过多地缺失，唇颊部位便会失去支持而凹陷下去，这样让人的面容看起来苍老、消瘦。所以，牙齿是衡量健美的重要标尺。

要想有一副健美的牙齿，就要时刻注意牙齿的保健，多吃富含钙类的食物。特别是在婴幼儿时期就应注意饮食的选择，此时应该选择多吃芹菜、卷心菜、菠菜、韭菜、海带等能促进咀嚼的蔬菜，咀嚼这类的蔬菜有利于促进下颌的发展和牙齿的整齐。常吃蔬菜不仅能让牙齿的外形美观，而且能增加牙齿中的钼元素含量，增强牙齿的硬度和坚固度。实验证明，厌食蔬菜和肉类食品的孩子，其骨质密度均低于吃蔬菜和肉类食品的孩子。常吃蔬菜还能预防龋齿，因为蔬菜中含有 90％ 的水分及一些纤维物质。咀嚼蔬菜时，蔬菜中的水分可以稀释口腔中的糖质，使细菌不易生长；纤维素能对牙齿起清扫和清洁作用。此外，多吃些玉米、高粱、牛肉、狗肉等较硬的食物，有利于牙齿的健美。一些坚果类，如橡实、瓜子、核桃、榛子等也可起到健美牙齿的作用。

▶ 知 识 窗

牙齿的常识：

人的一生总共有乳牙和恒牙两副牙齿。

乳牙：是人的第一副牙齿，共 20 颗。从出生后 6 个月左右开始出现，到 3 岁时基本长齐。

恒牙：是人的第二副牙齿，共32颗。从6岁左右，乳牙就开始被恒牙所代替。除了第三磨牙外，其余的28颗一般在12岁左右就全部萌出。

第三磨牙萌出的时间较晚，一般在18～30岁萌出，有的终生不萌出或部分萌出（全部共4颗）。恒牙是人的最后一副牙齿，恒牙脱落后，脱落的部位将不再有牙齿萌生了。

拓展思考

1. 牙齿的作用都有哪些？
2. 你知道平常要怎样保护牙齿吗？
3. 人类正常的牙齿是多少颗？

尝尽酸甜苦辣的舌头

Chang Jin Suan Tian Ku La De She Tou

舌头的主要功能是感受味觉、协助咀嚼和吞咽食物以及辅助发音等。它位于口腔底，是一肌性器官。舌头参与语言、咀嚼、吞咽及味觉等功能活动，其生理功能对人体十分重要。

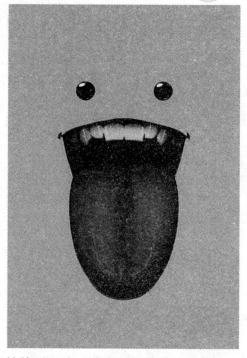

◎舌头的形态

根据舌头的形态，舌头分为上、下两面。上面称舌头背，其后部以呈八形的界沟分为前 2/3 的舌头体和后 1/3 的舌头根，舌头体的前端叫做舌头尖。舌头的下面正中线上有一连于口腔底的黏膜皱襞，称舌头系带，其根部的两侧各有一小黏膜隆起，称舌头下阜，是下颌下腺与舌头下腺大管的开口处。舌头下阜的后外方延续为舌头下襞，其深面埋舌头下腺。舌头的构造主要以骨骼肌作基础，表面覆以黏膜而成。

舌头背上有许多的小突起，黏膜呈淡红色，叫做舌头乳头。这些舌头乳头根据形态与功能的不同可分成四种：丝状乳头、菌状乳头、菌状乳头和叶状乳头。丝状乳头有一般的功能，数量最多，呈白色；菌状乳头呈钝圆形，为鲜红色；轮廓乳头体形最大，排列在界沟的前方；叶状乳头在人类为退化的结构。其中，后三种乳头中含有味觉感受器。

舌头根的黏膜内有由淋巴组织构成的大小不一的小结节，称舌头扁桃体。舌头肌为骨骼肌，分为舌头内肌与舌头外肌。舌头肌收缩时，舌头的形状会发生改变，舌头外肌收缩时改变舌头的位置。舌头外肌中最重要的是颏舌头肌，该肌起自下颌体内面中线的两侧，肌纤维呈扇形，止于舌头。双侧颏舌头肌同时收缩拉舌头向前下方（伸舌头）；单侧收缩时可使伸向对侧。当一侧颏舌头肌不能正常工作，出现瘫痪的症状时，舌头尖会向瘫痪一侧偏移。

◎舌头对疾病的预测功能

舌头诊是中医诊断中最常见的方法。舌头通过经络与五脏相连，所以舌头会客观地反映人体脏腑、气血、津液的虚实，疾病的深浅轻重变化。从舌头诊中能够观察出脏腑的虚实和病邪的性质、轻重与变化。脏腑的虚实和气血的盛衰，从舌头质的变化可以看出；而判断感受外邪的深浅、轻重，以及胃气的盛衰则是通过舌头苔的变化来诊断的。中医将舌头划分为舌头尖、舌头中、舌头根和舌头侧。舌头尖属心肺，舌头中属脾胃，舌头根属肾，舌头两侧属肝胆。因此，医生会根据患者舌头的不同部位推断不同的脏腑病变，但是不能光机械地这样认为，所以必须与其他症状和体征相互综合加以考虑。

舌头质是指舌头的本体，在诊断时主要观察其色、形、态三方面。

健康人的舌头质呈红润的颜色、胖瘦适中、运动灵活，这些都是气血

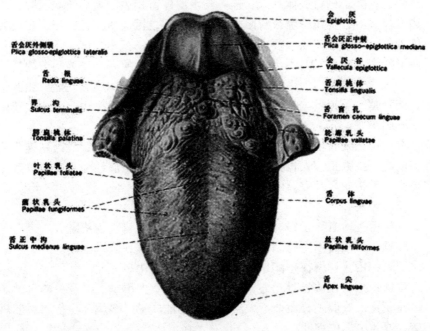

※ 舌头头示意图

充足的表现。外感初起或内伤病情轻浅者也会是这种状态。

（1）舌头色

淡舌头：舌头色与正常人相比较浅淡，多见于虚证、寒证。血虚、阳气衰弱、气血不足的人时常出现这种现象。色淡而胖嫩为虚寒；胖嫩而舌头边有齿痕则是气虚、阳虚。

红舌头：舌头色与正常人相比较深，颜色过于鲜艳，主热证，多为里热实证。舌头尖红是心火上炎；舌头边红为肝胆有热；红而干为热伤津液或阴虚火旺。

绛舌头：舌头色呈深红色，多为邪热深入营分、血分或阴虚火旺。

淤斑舌头：舌头上呈现青紫色淤点或者斑点，多为内有淤血蓄积。

青紫舌头：舌头质呈青紫色，或为热极，或为寒证。舌头质绛紫色深而干燥为热极，温热病者为病邪传入营分、血分；舌头质淡黄紫或青紫而滑润者是阴寒证。

（2）舌头形

观察舌头质的老嫩、胖瘦、芒刺、裂纹等可以辨别舌头形。

老嫩：这是两个完全不同的舌头形。老指舌头质纹理粗糙，形色坚敛，多为实证、热证；嫩指舌头质纹理细腻，形色浮嫩，多为虚证或虚寒证。

胖瘦：胖是指舌头体肿大，这多与水湿停留相关。舌头质淡而胖，舌头边有齿痕者，多属脾虚或肾阳虚、水湿停留；舌头质红且肿胀，多属湿热体内蕴含或热毒亢盛。瘦则指舌头体瘦小而薄，多属虚证，舌头质淡且舌头形瘦者，多为气血不足；舌头质红绛且舌头形瘦者，多为阴虚内热。

芒刺：主要特征为舌头乳头肥大，突起如刺，多属热邪亢盛。热邪越重，芒刺越大、越多。临床上，芒刺常见于舌头尖与舌头边，舌头尖芒刺多属肝胆热盛。

裂纹：主要表现为舌头体出现多种裂沟或皱纹，这主要是因黏膜萎缩而造成的。少数正常人也会出现裂纹这种症状。舌头质红绛且有裂纹者多属热盛；舌头质淡且有裂纹者多属气阴不足。

（3）舌头态

观察舌头体有无歪斜、震颤、痿软、强硬等可辨别舌头态。

震颤：舌头会不受控制地颤抖，多属气血两虚或肝风内动。

歪斜：舌头偏斜在一侧，多为中风偏瘫或者中风先兆。

痿软：舌头在伸卷时无力，这种现象多因气血俱虚、筋脉失养导致。

僵硬：舌头僵硬，屈伸不灵活，甚至不能转动，多属高热伤津，邪热炽盛，或为中风的前兆。

▶ 知 识 窗

· 舌头上的味觉乳头有哪些？·

舌头前2/3的部分遍布乳头，包括下列4种：

1. 丝状乳头：数目最多，体积甚小，呈天鹅绒状，布于舌头体表面，司一般感觉。

2. 菌状乳头：数目较少，色红，分散于丝状乳头之间而稍大，有味蕾，司味觉。

3. 叶状乳头：为5～8条并列皱襞，位于舌头侧缘后部，在人类多退化。

4. 轮廓乳头：一般为7～9个，体积最大。每个乳头直径约2毫米，排列于界沟前方。乳头周围有深沟环绕，沟内有味蕾，司味觉，在后部中线的两旁有淋巴样滤泡，也称舌头扁桃体。上述两种组织易患慢性炎症，有不适感，患者误认为患肿瘤，思想负担重，所以必须加以解释，解除顾虑。

|拓展思考|

1. 舌头头都有哪些功能？

2. 为什么有时看病的医生要你伸出舌头头？

3. 你知道健康人的舌头头是什么样子吗？

消化助手——脾

Xiao Hua Zhu Shou——Pi

脾 属于网状皮系统，在腹腔的左上方，呈暗红色，质软而脆。当局部受重力打击时，容易造成破裂和出血。

人类在胚胎时期时，脾脏是一个重要的造血器官，在婴儿出生后，脾脏可以产生淋巴细胞和单核细胞。脾脏内的巨噬细胞不仅能吞噬、消灭衰老的红细胞、血小板和退化的白细胞，而且还能吞噬血液中的细菌、原虫和异物。脾有丰富的血窦，可储存约为 200 毫升的血液。在人体剧烈运动或爬山突然失血时，脾的平滑肌就会收缩，放出血液用以补充机体的需要。脾中的淋巴细胞还可以制造出抗体。

正常的脾脏一般不能摸到，如果在左肋缘下能够摸到，那么就是脾过于肿大。引起脾肿大的原因非常之多，如血吸虫病、慢性肝炎、黑热病等慢性地方性传染病均能引起脾肿大。过去，脾肿大常见于长江以北地区。传染源是病人和病犬（癞皮狗），以白蛉为媒介传播。每年 5 到 8 月为白蛉活动季节，白蛉吸食患者的血液时，原虫便进入白蛉体内，发育繁殖成鞭毛体，7 天后，当白蛉再次叮蛟人体时，鞭毛体便会被注入人体，即可引起感染。原虫主要存于患者的血液、肝、脾、骨髓和淋巴结中，容易引起黑热病、伤寒、疟疾、门静脉高压症、白血病、恶性淋巴瘤、系统性红斑狼疮等疾病。脾肿大会引起脾功能亢进，血液中的血细胞和血小板会逐渐变少。

脾脏是中医五脏之一。脾与胃同受水谷、输布精微，是生命动力的源泉，故称为后天之本、气血生化之源。中医学的脾除了包括现代医学中消化系统的主要功能之外，还涉及到神经、代谢、免疫、内分泌等系统的功能。

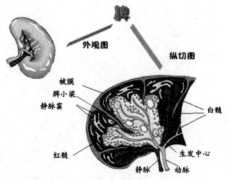

※ 脾示意图

◎脾的生理功能

脾的生理功能主要有：主运

化、升清，主统血。

主运化、升清。脾主要负责食物的消化、吸收和运输，包括运化水谷和运化水湿两方面。食物经脾消化、吸收后转化为水谷精微，脾将水谷精微上输归肺、散布于全身，为五脏六腑及各组织器官提供营养。若脾不能正常工作，消化、吸收和转输营养物质的功能失常，那么患者就会出现食少、纳呆、腹胀、消瘦等症状。脾运化水谷以升清为主，也就是所谓的"脾主升清"。脾的升清，还能维持人体内脏位置的相对恒定，这样各内脏就不会下垂。若脾气不升，不但对水谷精微的输布造成不良影响，还会使气血生化无源，出现头晕、神疲乏力、泄泻等症状，情况严重的患者甚至还会出现脱肛，内脏下垂等状况。水液的吸收和输布也是脾主运化的一个方面。脾将水谷精微中多余的水分输入肺、肾，经过肺、肾的气化作用，变成汗和尿排出体外。如果脾运化水液的功能变弱，那么就会导致水液在体内的停滞，形成痰饮、水肿。脾是食物消化的主要器官，而口是食物进入的门户，所以有"脾开窍于口"的说法。临床上，患有脾病的患者常常会出现口味异常的现象。例如脾虚则口淡无味、脾有湿热则口中有甜味等。

主统血。脾的功能在于能统摄血液在脉管中运行而不使其溢于脉外。脾统血的作用是通过气摄血来实现的。若脾失健运、气虚不能摄血，则出现皮下出血、便血、尿血、崩漏等。

◎脾的主要功能

脾是具有多种功能的器官，它的主要功能是造血、储血、滤血、免疫。

造血。脾是胚胎阶段重要造血器官，当婴儿降生后则变为淋巴器官。但在成体脾中仍有少量造血干细胞，当动物体严重缺血或者在一些病理状态下，脾脏能够产生红细胞、粒细胞及血小板，恢复其造血功能。

储血。脾是血液，尤其是血细胞的重要的储存库，将血细胞浓集于脾索、脾窦之中。当某些紧急状态（如急性大失血），脾会收缩，将血细胞释放到循环血液之中。

滤血。脾还是血液有效的过滤器官。血液中的细菌、异物、抗原抗体复合物和衰老的血细胞在流经脾脏时，被大量的巨噬细胞吞噬和消化。

免疫。脾有产生免疫反应的重要功能。血液中，抗原在脾中可引起有力的细胞免疫和体液免疫反应。边缘区是免疫反应启动的重要部位。细胞免疫反应引起围动脉淋巴鞘显著增大和免疫活性细胞输出的增多。体液免疫反应引起白髓淋巴小结和脾索中浆细胞的增多，与此同时，在脾脏输出血液中抗体的浓度也会增加。脾中 B 淋巴细胞的比例与淋巴结更大，还存在许多抗体依赖细胞毒性淋巴细胞，在特异抗体存在下能够实现对靶细胞的直接杀伤作用。脾还能产生一种活性物质，这种物质对免疫反应有调节功能。总之，脾脏的免疫功能在机体的淋巴器官中占有重要的地位（见淋巴细胞）。

不同动物脾的形态也是各不相同的，如鸡的脾为四面体形、兔脾呈长条索状，人脾为扁椭圆形。不同动物的脾的内部结构也有很大的差异，例如，被膜和小梁中平滑肌的多少，白髓和红髓的比例，白髓淋巴小结的多少，脾窦的发达程度及红髓中鞘毛细管的多少等。如猫、牛脾被膜及小梁中平滑肌较多，人及兔则很少；猫脾常含有大量淋巴小结，鼠和兔则很少。狗、兔及人的脾窦均较发达，猫与鼠则不发达；鞘毛细血管以猪最为明显，而鼠与兔却完全没有。在人类中，5％～10％正常人有副脾，一般比脾小，常位于脾门附近，有时以细索条或小梁与脾脏相连。少数人的副脾距离脾较远，位于胰和肝之下，卵巢或阴囊附近，也叫外脾。甚至有的人还有双脾。

知识窗

在正常状态下一般摸不到脾脏，如果仰卧或右侧卧位可能触摸到脾脏边缘，即可认为是脾大。近年来 B 超在临床广泛应用，发现了一大批用手摸不到的"脾大"，在健康体检中 B 超显示脾大者约占 15％，其中绝大部分是用手摸不到的，B 超显示脾大是经过实际测量的，即是真正的大，能较早地显示脾增大。当用手能触及脾脏时，脾脏已增大到一倍以上。

拓展思考

1. 为什么医生常告诉我们胃不好时也要好好养脾？

2. 为什么暴饮暴食会伤身？暴饮暴食会对我们的身体造成什么伤害？

3. 如何爱护我们的身体？

有趣的人体——我们身体的构造

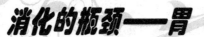

消化的瓶颈——胃

Xiao Hua De Ping Jing—— Wei

胃 分为贲门部、胃底、胃体、幽门部四个部分。胃功能有吸纳食物、调和食物、分泌胃液。除此之外，胃还有内分泌机能，可以产生一些激素，促进肠胃活动。一般成人的胃可以容纳重量达 6 千克的食物。当你吃的食物到达胃部时，胃将分泌大量的胃酸，胃酸对食物有腐蚀作用。胃将食物溶化，为进入十二指肠吸收做好准备。

◎胃的结构

胃排空食物是有时间差异的。对于蔬菜水果类，一般 3 小时排空一次；对于白色肉类，如鱼类、鸡类的白色肉类，大概 3.5 小时排空一次；对于混合型食物，大约 4.5 小时排空一次；对于红色肉类，却需要更长时间才能排空一次。也就是说，比如在晚上 8 点吃下去猪肉、牛肉、羊肉、狗肉等红色肉类，经过 12 小时之后排空，所以，应该是早

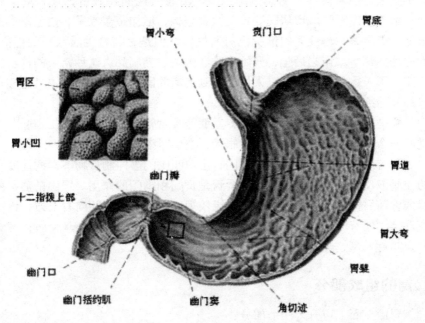

上 8 点，红肉的食物残渣才能全部到达十二指肠。假设早上、中午又吃不少的红色肉类，那么，全天你的消化系统都在不停地消化、分解、分泌，根本无法得到有效的休息。所以，长年累月吃红肉类的人群，肠胃消化功能很容易下降，胃酸分泌混乱，胆汁分泌失常。长此以往，慢性病自然就容易出现。当慢性病出现时，为了调解症状就会服用药物。但是，当药物到达胃区时，胃部却堆满了没来得及消化的红肉，这样药物无法准确到达目标器官、无法有效吸收并发挥药效，于是药物就会在胃的胃窦区囤积起来。一些断食疗法的临床研究就发现，有的病人出现呕吐的症状时，竟然吐出了十多年前服下的药物团。怪不得药物对这些病人失去疗效。更可怕的是，西药的本性呈酸性，病人由于药效没有发挥出来，会认为是药的分量不足，进而盲目地加大服药的分量，最终使得胃部酸度过高，不可避免地造成了胃黏膜、胃壁损伤或者溃疡。长期服药人群，也表现出了体质偏酸的特性。酸性体质比其他体质容易患慢性病。如果无法放弃对红色肉类的热爱，那就尽量减少使用数量和次数，最好适量增加蔬菜水果的比例。

根据我国的居民营养调查发现，近几年来，农村人群慢性病的发生率逐渐增高，而城市居民的在逐渐变少。主要原因就是农村居民的饮食结构逐渐与城市模式接近。红肉类、乳制品一直是城市居民的主要食物，所占比例过大，而蔬菜水果的比例却很少。随着慢性病在城市疯狂扩展的趋势，营养学家呼吁城市居民要转变饮食结构，增加蔬菜水果、白色肉类的分量。近年来，慢性病的情况已有所好转。但是，随着生活水平的提高，农村居民却步城市之后尘，开始大吃红肉类、乳制品。这种错误的饮食方法违反了人体的规律，所以人体会受到疾病的困扰。慢性病在农村的蔓延已经开始给人类敲响了警钟。

胃是胃肠道中最膨大的器官，上面连接食管，下面连接十二指肠。胃就像一个有弹性的口袋，充满时胀大，空虚时缩成管状。

胃有入出两个口：入口叫贲门，出口叫幽门。控制食物下送的速度和防止肠液反流至胃或胃液反流入食管是贲门和幽门的作用。胃由前后两壁组成，前后壁相连处呈弯曲状，上缘较短，叫胃小弯，凹向右上方，胃小弯近幽门处有一个切迹，叫角切迹，常常出现溃疡和肿瘤等疾病；下缘长，叫胃大弯，凸向左下方。

◎胃的组成部分

胃由上而下可分为四个部分：

1）贲门部：紧接贲门的一小段。

2）胃底部：位于贲门左侧，是贲门以上的膨隆部分。

3）胃体部：是胃腔最大的部分，介于幽门部和贲门部之间。

4）幽门部：又称幽门窦、胃窦，是角切迹以下至幽门之间的部分。一般慢性胃炎多发生于幽门部或者在那个地方最为严重。幽门螺杆菌也常寄生于幽门部。

在中医上，胃的分区与现代医学不大相同，胃的上口贲门处，称之为"上脘部"，胃的下口幽门处，称之为"下脘部"，下脘部与上脘部之间的部分为"中脘部"；上、中、下三脘合称"胃脘部"；上、中、下脘部在体表相似于腹正中的上、中、下脘三个穴位。

◎胃的位置和形态

胃的形态和位置，因为体形不同而差异较大。矮胖体形者多呈"牛角"形胃，叫做高度张力胃，其位置较高，幽门部偏向右侧，此处发生溃疡时，疼痛多在右上腹部。强壮体质者胃呈"丁"字形，称为正常张力胃，位置在脐上偏左；瘦长体质者胃多呈鱼钩形，叫做弱力形胃，其位置可下降于脐下 3～5 厘米；体质极度瘦弱者胃下降至盆腔（脐以下），称作无力形胃，即我们所说的"胃下垂"。

◎胃的生理功能

胃的主要生理功能是分泌和运动。

1）运动功能

受纳食物：当人们咀嚼和吞咽食物时，经过咽、食管等处感受器的刺激，反射性的通过迷走神经的作用，引起胃体、胃底肌肉的舒张，使胃的容量能接受大量食物的涌入，并停留在胃内。

形成食糜：食物进入胃里五分钟后，以每分钟三次的蠕动波从贲门开始向幽门方向进行。胃通过不断收缩蠕动使食物和胃液充分混合，然后经过搅拌、研磨、粉碎的过程使食物形成米糊状的食糜。

排送食糜：胃的收缩蠕动，促使胃腔内形成一定的压力，这种压力推动食糜向十二指肠移动，每一个主动波，通常可使 1～3 毫升的食糜排入十二指肠。

2）分泌功能

胃有分泌胃液的功能，胃液是由胃的腺体分泌的含有盐酸、酶、黏液、电解质、内因子等等的混合液。人在空腹时，胃内经常保持有 10～

70毫升清晰无色的液体，这就是胃黏液。正常情况下，人在进食和日常活动的时候，胃黏液分泌量每天可达到2 500～3 000毫升。

"胃"字从其形态上来看，由"田"和"肉"组合而成。"田"指"承受五谷之土"，"肉"意为"肉身""肉质"。"田"与"肉"联合起来意思就是"肉身中的承受五谷之土"。它的本义是指人身体中的农田。胃别名"肚"，意为"肉身中的田土"，又号"太仓（大仓、天仓）"。发明汉字的时候，中国已经以农立国，农田成为中国土地的核心和精华的部分，是概念上的国土中心。若把古中国与人比附，那么人身体中五谷以本来面目存在的地方只有胃，即胃是人身上的"国土中心"。

我们一般认为胃液只是胃分泌出来的消化液而已，对它不太重视，其实胃液在消化过程中担任着非常重要的角色，假如胃液分泌失调，不单对消化系统造成很大的损伤，甚至会导致食道、胃及十二指肠溃疡，所以我们不能小看它的重要性。

◎如何养胃

俗语中有"胃病三分治、七分养"的说法。七分养应该在三分治的基础上进行，若想达到理想的治疗效果，还需经全面检查确诊后进行系统治疗，并配合精神方面进行调养。胃就像一部每刻不停工作的机器，食物在消化的过程中会对黏膜造成机械性的损伤，治疗胃病的重要环节是保持有节制的饮食。另外，精神高度紧张也是胃病发生的原因之一，如司机、建筑工人、办公室工作人员等的胃病发生率都很高，所以这些人更应该保持良好的生活习惯和精神的愉悦。

◎养胃秘诀

一、养成良好的生活习惯：少食多餐，每餐只吃七分饱。早上要吃得像公主，中午要吃得像皇帝，晚上要吃得像乞丐。忌暴饮暴食。

二、改变饮食习惯：按时就餐，应该坐着吃饭，不要站立或蹲着。戒吃辛辣、油炸、烟熏食物，如烧烤、火锅等；不吃过酸、过冷等刺激强烈的食物；不饮酒；少喝浓茶、咖啡等饮品；多吃蔬菜和粗纤维食品，如芹菜、香菇等。

◎养胃"五要领"

秋凉，胃病易多发和复发。胃肠道对寒冷的刺激非常敏感，如果防护不当，则会引发胃肠道疾病或使原有的胃病加重。那么，秋季该如何养护胃呢？这里列出五个要领：

1. 保暖。患有慢性胃炎的病人，要特别注意胃部的保暖，适时增添衣服，夜晚睡觉盖好被子。另外，胃病患者"秋冻"要适度，切忌勉强。

2. 调养。胃病患者的秋季饮食最好为温、软、淡、素、鲜的食物，做到定时定量、少食多餐，使胃中经常有食物与胃酸进行中和，从而防止侵蚀胃黏膜和溃疡面而加重病情。

3. 忌嘴。胃病患者要注意忌嘴，不吃过冷、过烫、过硬、过辣、过粘的食物，更忌暴饮暴食。应该戒烟禁酒。另外，服药时应注意服用方法，有的药要在饭后服用，防止刺激胃黏膜而导致病情恶化；而有的药要在饭前服用，用来与胃酸进行中和，提高药效。

4. 静心。胃病、十二指肠溃疡等症的发生与发展，与人的情绪、心态关系密切。因此，要保持心态的平和，使精神愉快和情绪处于稳定的状态。尽量避免紧张、焦虑、恼怒等不良情绪的影响。

5. 运动。肠胃病人要根据自己的体征，进行适度的运动锻炼，提高机体抗病能力，减少疾病的复发，促进身心健康。

◎几种健脾暖胃的食物

鲢鱼：用于缓解胃痛，常用于脾胃虚弱的治疗。特别适用于胃寒、疼痛或由消化不良引起的慢性胃炎。

带鱼：补五脏、祛风、杀虫，对脾胃虚弱、消化不良者尤为适合。

胖头鱼：有暖胃、补虚、化痰、平喘的功效。体质虚弱的最好多吃胖头鱼的鱼头，在暖胃的同时，还可以治疗耳鸣、头晕目眩。

狗肉：性温味甘，具有安五脏、暖肾、壮阳之功效，善治脾胃虚寒之症疾。在冬天里常吃狗肉，对于脚冷、腰痛、体质虚弱的人起到良好的保暖御寒功效。

羊肉：性味甘温，富含脂肪、蛋白质、碳水化合物、无机盐、钙、磷和铁等人体不可或缺的营养成分，常被人们用作冬季御寒和进补壮阳的上品，具有暖中补肾虚、开胃健脾、御寒去湿之作用。

虾米：冬季肾虚所致胃寒的人食用尤为适宜。因为它富含蛋白质、碳水化合物、脂肪及钙、磷、铁等成分，具有补肾壮阳、滋阴健胃、通畅血脉的功效。

核桃：它含有40％～50％的脂肪，其中大多为不饱和脂肪酸，具有降低胆固醇，预防动脉硬化及高血压的作用。核桃仁中还富含磷脂和维生素 E，具有增强细胞活性，促进造血功能，增进食欲之功效。这些都对提高身体健康、抵御寒冷大有益处。

板栗：栗子性味甘温，入脾、胃、肾三经，有养胃健脾、强筋活血等功效。对脾胃虚寒引起的慢性腹泻有很好的治愈作用。

◎红茶同样也可以养胃

专家提醒，冬季喝红茶好。红茶是全发酵茶，口感厚重是它的特色，也正是它的好处，特别适合冬季饮用。

同样是茶多酚，红茶与绿茶之间有什么区别呢？专家认为，人在没吃饭的时候饮用绿茶会使胃部感觉不舒服，这是因为茶叶中所含有的茶多酚具有收敛性，对胃有一定的刺激作用，而且在空腹的情况下，刺激性更强。但红茶就不一样了。它是经过发酵烘制而成的，茶多酚在氧化酶的作用下发生酶促氧化反应，含量也随之减少，相应的胃部所受的刺激性也就减小了。另外，这些茶多酚的氧化产物还能够促进人体消化，因此红茶不仅不会伤胃，反而能够养胃。经常饮用加糖的红茶、加牛奶的红茶，能消除胃部炎症、保护胃黏膜，对溃疡也有一定的疗效。

很多人都对红茶味苦、色重的口感不适应。其实，这可以靠调节茶叶用量和放水量来调节红茶的味道。一般人放 3～5 克茶叶就可以，口味淡者可放得更少些，保证茶和水的比例为 50：1。也就是用 150 毫升水来冲泡 3 克红茶。红茶与瓷杯搭配，视觉和味觉效果最佳，每杯茶冲泡最佳时间为 3～5 分钟。

红茶最好热饮。如果放凉饮用就会影响暖胃效果，因为放置时间过长，营养含量就会随之降低。泡红茶最好用敞口杯，不要等到杯中的水都喝尽才补充热水，最好等水剩下 1/3 左右时就加水，以便稀释茶叶，保持茶的温度和浓度适宜，每杯红茶蓄水 3 次口感最好。

◎养胃食谱

有两种饮料应该多喝，就是牛奶和热水。早晨不要空腹喝牛奶，而是改在早饭后 1～2 小时后，其中有很多知识需要我们了解，一是胃中有食物防止了空腹喝牛奶的所造成的不好效果；二是喝奶前先吃一些含淀粉较多的食物，如馒头等；三是早晨喝牛奶时要同时吃些含淀粉的食物，如馍、米饭、面包、饼干、点心等，这样可使牛奶在人胃中停留较长时间，让牛奶与胃液充分发生酶解作用，使蛋白质能够很好地得以消化吸收。

胃不好，就要少食多餐。

花生，生吃最好，饭前吃4到6粒，吃太多反而伤胃。

大枣、豆腐、白菜、牛奶、胡萝卜对脾和胃有强健作用。

苹果、柚子、葡萄、橘子、凤梨，防脂肪积聚，补心益气，生津止津。

核桃、榛子、松子、桂圆、花生等坚果可及时补给微量元素，益骨质健康。

红茶＋蜂蜜也有养胃的功效。

酸奶也有养胃的功效。早上喝酸奶对人体有益，酸奶容易消化，还可与胃酸中和，保护胃黏膜。羊肉、狗肉等温热食物均有养胃效果，适合胃寒病症。南瓜所含果胶还可以保护胃肠道黏膜，免受粗糙食品刺激，促进溃疡面愈合，胃病患者可以适量食用。另外，山药、莲子、大豆、谷物、扁豆、薏苡仁、山楂、香蕉、大枣、板栗及猪瘦肉、牛肉、鸡肉、牛奶、豆制品等都是健脾养胃的食物。

同时，常喝紫菜南瓜汤对于患胃病的人会有意想不到的收获。这道汤所用到的食材主要有：老南瓜100克，紫菜10克，虾皮20克，鸡蛋1枚，酱油、猪油、黄酒、醋、味精、香油各适量。

◎养胃调理方法

1. 从生活作息上做起，最起码一天三顿要定时定量，最好给自己设定一个时间表，然后严格遵守。这样也会对睡眠时间产生影响，因为一些晚睡晚起的人是早中餐一块吃的，这种习惯必须要改。晚上吃夜宵可以弥补的说法是错误的，因为人的生物钟只能在一定范围内前后移动，不可能产生过大的差别。关于人体生物钟的资料说明了这一观点。

2. 一般来说，胃消化功能不好的人的症状是吃一点点食物就会出现饱胀感，稍微多吃一点就会胃胀，特别在晚上多吃的话，还会因为胃部滞胀而影响睡眠。所以建议少吃多餐，如果还没到正餐时间，可以先以一些食物作为补充，但不宜过量，一定要记住这不是正餐，正餐还是要按正常来吃。食物以软、松为主，硬的、纤维类的东西不好消化，一些比较韧性、爽口的东西不宜多吃，因为这些东西最难消化。汤类最好在饭前喝，饭后喝也会使消化变得困难。入睡前两三个小时都最好不要吃东西，否则容易影响睡眠，如果觉得肚子空可以多喝水。

3. 患有胃病的人应该戒烟、戒酒。咖啡、浓茶和碳酸性饮料也尽量不喝或少喝。

4. 豆奶和牛奶虽然营养丰富，但是均属寒性，胃病的人应尽量少食或者不食。

5. 馒头可以养胃，患胃病的人不妨试试将其作为主食。

6. 其他蔬菜水果类的食物是人体不可缺乏的，所以应该足量食用。但最好煮得软一点再吃，这样胃会好受一点。菜和果皮的纤维比较多，可以适度食用，但不宜太多，不容易消化，因而瓜果可以相对多吃。

7. 有胃病的人不宜饭后立即运动，最好休息一下，等胃部的食物消化得差不多了再开始工作，或者慢步行走，对消化也比较好。

8. 胃部出现不适时，非急性情况下，最好不要吃药，因为长期吃药会有副作用。而胃病是一种慢性病，不可能在短期内治愈。如果需要，提倡去看中医，中医的良方对于养胃有特别的功效。

9. 木瓜适合胃的脾性，可以当作养胃食物，不过对于胃酸较多的人，不要食用太多。而且一定要记住，胃喜燥恶寒，寒凉的食物像冰、绿豆沙等也都不宜多食。

10. 胃病是一种慢性病，不可能在短期内治好。治病最好的方法就是靠"养"，不能急，只能从生活习惯的改良中获得。我们都需要一个好的胃，所以这些习惯的改变都是必需的。

◎养胃十忌

1. 忌精神紧张

一个人在紧张、烦恼、愤怒时，不良的情绪可以通过大脑皮质扩散到边缘系统，影响植物神经系统，直接导致胃肠功能失调，分泌出过多的胃酸和胃蛋白酶，出现胃血管收缩、幽门痉挛、排空障碍，胃黏膜保护层受损，造成胃黏膜的自我消化，最后造成溃疡。

2. 忌过度疲劳

无论是体力劳动，还是脑力劳动，如果疲劳过度，都会引起胃肠供血不足，分泌功能失调，胃酸过多而黏液减少，最后胃黏膜就会受到伤害。

3. 忌酗酒无度

酒精本身可直接伤害胃黏膜，酒精还能引起肝硬化和慢性胰腺炎，这样会使胃的损伤加重。

4. 忌嗜烟成癖

吸烟可刺激胃黏膜血管进行收缩，使胃黏膜的前列腺素合成减少，黏膜保护因子也因此减少。吸烟还会刺激胃酸和蛋白酶的分泌，加重对黏膜的破坏。

5. 忌饥饱不均

饥饿时，胃内的胃酸、蛋白酶无食物中和，浓度较高，容易造成黏膜的自我消化。暴饮暴食又易损害胃的自我保护机能。胃壁扩张过度、食物停留时间过长等都会形成胃损伤。

6. 忌饮食不洁

幽门螺杆菌感染是胃和十二指肠溃疡的重要原因之一，在溃疡病人中，该菌的检出率高达 70%～90%，这种细菌会随着溃疡病的治愈后而消失。溃疡病可通过餐具、牙具以及接吻等人的亲密接触传染，不洁的食物也是感染的诱因之一。

7. 忌晚餐过饱

有些人喜欢把一天的食物营养集中在晚餐上，或者喜欢吃夜宵或睡前吃点东西，这样做，不仅影响睡眠质量、易导致肥胖，还会因刺激胃黏膜使胃酸分泌过多而诱发溃疡形成。

8. 忌狼吞虎咽

食物进入胃部，经储纳、研磨、消化，将食物变成乳糜状，才能进入肠内。如果咀嚼不细、狼吞虎咽，食物粗糙，胃的负担就会加重，延长停留时间，可导致胃黏膜损伤；另外，细嚼慢咽能增加唾液分泌，从而使胃酸和胆汁分泌减少，有利于保护胃。

9. 忌咖啡浓茶

咖啡、浓茶都是中枢兴奋剂，都能通过反射导致胃黏膜缺血，使胃黏膜的保护功能破坏，而促成溃疡的产生。

10. 忌滥用药物

容易损伤胃黏膜的药物主要有三类：一是乙酰水杨酸类，如阿司匹林；二是保泰松、消炎痛、布洛芬等非甾体抗炎药物；三是皮质类固醇等激素类药物。所以应尽量避免应用这些药物，如果必须服用时，要控制剂量和疗程，最好在饭后服用。

◎积极食疗和按摩保健

羊肉、狗肉等温热食物均有养胃效果，适合患有胃寒病症的病人食用；大蒜有消毒杀菌的功效，可以帮助患者消除炎症，所以建议多吃一点为好；另外，枸杞、银耳、红枣、核桃都可以作为零食或入菜。饭后、睡前可以搓热双手以肚脐为中心按顺时针的方向按摩 64 圈，然后，再用搓热的双手按摩小腹。人的情绪和心态对胃部的情况也有影响，所以平时要尽量保持愉悦平和的心情。

◎脾胃在人体中的重要性

在中医学上，脾胃是水谷之海、气血之源，是人体保持正常活动的营养加工厂和运输的脏腑，所以，祖国医学称脾胃为后天之本。

脾胃居于人体中焦，彼此是表里关系，脾胃脏，胃为腑；胃主要是接受放置食物，而脾主要是运作和消化；胃主降，脾主升；相互分工合作，使浊气下降，清气上升。脾胃的相互配合维持着人体的饮食消化、吸收和废物的排出。

中医认为脾主四肢，主肌肉，开窍于唇，主运化水湿。脾统血，上下眼泡属脾，脾喜燥恶湿。

现在的许多病都是吃出来的。吸烟酗酒、暴饮暴食、冷热刺激、偏食、营养不均衡、吃得过饱等这些不良的饮食习惯都会损伤到胃肠。再加上有些人长期服食药物，药物的刺激性损伤到胃黏膜，如此便会引发出一些病症，如浅表性胃炎，慢性胃炎，胃窦炎，萎缩性胃炎，糜烂性胃炎，胃溃疡，十二指球部溃疡，胃出血及急慢性肠炎，结肠炎，便秘等胃肠道疾病。

◎肠胃不好所引起的病症：

中医学上非常重视脾，很多人不知道哪些症状是表明脾出现了问题。在这里我们归纳了一些常见的与脾损伤有关的现象。

（1）毛发干燥无色泽，或出现脱发；（2）口腔溃疡；（3）下眼睑肿大，俗称"卧鱼"；（4）唇部脱皮，干裂；（5）嘴唇暗紫，有唇线；（6）舌头体肿大或舌头苔厚腻；（7）头昏眼花，记忆力下降；（8）心肌缺血，脑缺氧；（9）神经衰弱，睡眠质量差；（10）免疫力低下，亚健康状态；（11）贫血；（12）血脂高，高黏血，脂肪瘤；（13）吃得很少却不断增胖；（14）食欲不振，食后腹胀；（15）腹满有力，爱放屁；（16）常出现疲倦嗜睡的状况；（17）肢体沉重，举臂迈腿无力；（18）肌肉松弛，重症肌无力；（19）胃下垂，子宫下垂；（20）无名低热，疲倦所致；（21）痰多；（22）脚气，湿疹；（23）妇女经少而色淡；（24）月经淋漓不尽，经期延后；（25）大便头起干，后变软；（26）大便溏稀，不成形；（27）产后失血性便秘；（28）经常有嗳气情况发生。

以上列举了临床上常见的一些属于脾胃方面的疾病和症状，从中可以看出呵护脾胃的重要性，也更进一步阐释了中医为什么称脾胃为后天之体。

◎脾胃与其他脏腑的关系及影响

脾胃有病还会影响到其他脏腑的正常工作。同样，脾胃也容易受其他脏腑病变的影响。

（1）如果肝有病，那么一定要加强对脾的保护，这就是我们所说的"治肝实脾"。如重症肝病患者通常会有腹水的现象，容易引起脾大、脾出血，甚至有时需要切除脾。

（2）由胆病引发的胃病的病发率高达80%；引发慢性胰腺炎的占到50%左右。所以，久治不愈的胃病患者最好查一下胆的情况，看其是不是由胆病引起的，以达到治标同时治本的效果。

（3）脾阳不振、脾气虚不能引血上行至肺、心、脑，造成心慌气短，心肌缺血，脑缺氧，头昏沉不清醒，记忆力减退，失眠等。

（4）肺是贮痰之器，脾是生痰之源，脾为土，肺为金，土生金，也就是说脾虚必带来肺虚，会导致肺部一些疾病的出现。

（5）脾肾阳虚会造成五更泻，大便溏稀，不成形。

（6）肝气盛，肝火旺会干扰胃的正常运作，如会出现吐酸水，恶心呃逆的症状，引发反流性食道炎。

有关脾的临床病症表现有很多情况，主要由属阳虚、属脾气虚、脾阳不足和脾血虚等原因造成。通过上面的叙述，我们了解了脾胃的重要性，特别是知道了脾与心脑血管疾病的关系，与神经系统相关，与免疫力相关，与呼吸系统相关等等，那么我们平时应该注意哪些问题，如何加强对脾胃的保护呢？

◎脾的功能及调养保护

脾有喜燥恶湿的特点。常居住在潮湿的地方和过多地食用生冷的食物都是造成脾问题的原因。特别是暴饮，在患者中最普遍，也是最严重的缺点，最容易损及脾阳。

思虑过度，用脑过度，长期得不到有效的休息也最易伤及脾血。

那么我们在日常生活中如何加强调养和保护脾呢？

（1）吃饭不要吃得过饱，最好趁热吃，多吃清淡的食物，严禁暴饮暴食。

（2）运动时要根据自己身体的情况来安排运动量，不可超负荷运动。应该科学运动，注意劳逸结合，不要透支体力。

（3）保持大便的正常。只有浊气下降，脾气才能上升，因此强调睡前揉推肚子，可调脾养胃，并促进肠蠕动。

既然脾厌恶湿气，那么在饮食方面可吃些利湿的食物，如饭后吃些炒瓜子、炒蚕豆之类的食物，常喝些冬瓜汤、赤小豆粥、薏米仁粥等也可，常吃健脾补肾益肺的长山药（便秘者不宜吃），常按"下水道"利湿，常按足三里健脾胃。中医讲四季养生，也有五季之说。脾不好的人在夏末秋初这段时间临床症状会加重，出现气短乏力，浑身沉重，舌头苔厚腻，不思饮食，腹满涨肚的症状。

明代四大医学家之一的朱丹溪在《养老论》中提出了"阳常有余、阴常不足"与重视脾胃的学术思想，他认为，人在老年时具有脾胃虚弱与阴虚火旺的特点，因此，老年人在养生方面一定要合理安排饮食，搭配好食物比例。

一、控制饮食，但不偏食

在《养老论》中，朱丹溪指出，老年人在吃完饭后常有饱胀的感觉，这是因为人在年纪衰老时内脏不足，脾弱明显，更有阴津不足的症状。由于脾弱，故食物消化较为困难，阴虚易生虚火，又往往气郁生痰，常常诱发各种老年疾病，出现气、血、痰、郁的"四伤"的症状。故而老年人有很多不可食用的食物。现代医学也认为在饮食方面的不加节制是诱发糖尿病、高脂血症、肥胖症、心脑血管疾病和普通老化症等代谢病的潜在原因。

因此，老年人每餐不宜吃得过饱，七八成饱为佳，尤其是晚餐，更要吃得少些。但是控制饮食并不是说只单一地吃一种食物，而是要注重食物的搭配，各种食物都要吃一点，每天的主副食在 10 种左右为最好。

二、饮食宜清淡、宜慢

朱丹溪在《茹淡论》中说："胃为水谷之海，清和则能受；脾为消化之器，清和则能运。"又提到"五味之过，损伤阴气，饕餮厚味，化火生痰"，是"致疾伐命之毒"。所以，老年人最好多吃清淡的食物，要细嚼慢咽，这是老年人养阴摄生的方法之一。

有些老年人喜欢味重的食物，但是盐吃多了会给心脏、肾脏增加负担，易引起血压增高。为了身体的健康，老年人一般每天吃盐应以 6～8 克为宜。有些老年人吃饭速度很快，没有把食物完全嚼碎就吞下，这样也是不利于肠胃的健康。正确的方法应该是细嚼慢咽，在口腔中减轻胃肠负担，促进消化。另外，细嚼慢咽，让进食时间延长也会容易产生饱腹感，在一定程度上防止进食过多情况的发生。

三、饭菜要烂、要热

人在老年时脏器功能衰退，消化液和消化酶分泌量减少，同时，胃肠消化功能下降。所以，食用补品也不应太多，过多就会影响消化、吸收的功能。另外，随着牙齿的松动和脱落，咀嚼肌变弱，所以要特别注意照顾脾胃，饭菜要做得软一些，烂一些。

老年人对寒冷的抵抗力差，如吃冷食会引起胃壁血管收缩，供血减少，并反射性地引起其他内脏血循环量减少，不利健康。因此，老年人的饮食应该稍微热一些，最佳温度是适口进食。

四、多吃蔬菜和水果

朱丹溪在《茹淡论》中提出"谷菽菜果，自然冲和之味，有食（饲）人补阴之功"。他倡导老年人应多吃蔬菜水果。新鲜蔬菜对老年人的健康有重要作用。蔬菜中不仅含有丰富的维生素C和矿物质，还有较多的纤维素，能够保护心血管和防癌、防便秘。每天的蔬菜摄入量应该保持在250克左右。

除此之外，水果中富含水溶性维生素和金属微量元素，这些营养成是维持体液酸碱度平衡的关键。老年人想要保持健康的状态就应该在饭后适量吃一些水果。

调理脾气虚证的方法除了在饮食方面，还可以在经络治疗方面。进行经络疗法应该选用脾腧和足三里两穴。

脾腧是足太阳膀胱经的穴位，同时也是脾脏的精气输注于背部的位置。因其和脾直接相连，所以刺激脾腧可以使脾的功能得到很快恢复。《针灸大成》中说它可改善老打哈欠、总是昏昏欲睡的状况。

刺激脾腧有三种方法，即拔罐、按揉和艾灸。其中最有效的方法就是拔罐。但是因四季的不同，所以采用的方法也有所不同。早春和晚秋最好采用拔罐的方法；夏末和冬季最好用艾灸。在夏冬两季，艾灸不但有温补脾气的功效，还可以祛湿，特别是在又湿又凉的夏末，艾灸最为合适。其他时候则以按揉为主。

对脾进行刺激治疗的最佳时间是晚上8点，因为这时脾经精气最旺盛。这时已经运转一天的"脾气"已经出现了疲惫的状态，在这个时候对脾进补，不仅可以缓解一天的疲劳，而且可以为第二天的工作储备能量。

脾腧位于脊柱旁开两指的直线上，平对第十一胸椎棘突（肚脐正对着脊柱的地方为第二腰椎，向上四指处即为十一胸椎）。

足三里是古今公认的"长寿第一穴"，是胃经的合穴。它是胃经经气的必经之处。它也是脾胃推动、生化全身气血的动力之源。药王孙思邈的《千金要方》称"若要安，三里常不干"，民间流传"常按足三里，胜吃老母鸡"，由此可知足三里对身体有多重要。

想保持身体在一个健康状态，就要每天坚持刺激足三里。可以找一个小按摩锤敲击，力量要以产生酸胀感为度，每次至少揉3分钟。冬天的时候也可以采用艾灸的方法。

操作方法：每天三餐前后各半小时，按揉两侧足三里穴3分钟，可以左右交替着刺激。然后晚上8点左右再在两侧脾腧上拔罐15分钟，起罐之后最好喝一小杯温开水。

知 识 窗

·喝白开水也能养胃·

1. 早晨多喝白开水。白开水并没有什么营养成分，只是经过一个晚上，人体消耗了一些水分，可用其来补充、平衡身体的水分。所以应该养成早晨起床喝一杯白开水的习惯。

2. 最养胃的是面条。米中含酸多，所以我们尽量要少吃米饭噢。

3. 如果熬粥，要少放点苏打进去，对胃有好处。

拓展思考

1. 我们的胃在哪？为什么我们会感到胃痛？

2. 什么是阑尾炎？是我们的胃哪个地方出毛病了？

3. 胃胀是怎么回事？如何爱惜我们的胃？

有趣的人体——我们身体的构造

健康的通道——肠道

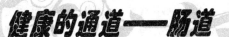

嘴是食物的进口，同时它也是细菌进入人体的主要途径之一，所以有"病从口入"这一说法。细菌从口腔进入人体，然后通过肠进到身体各个部位。所以说肠道的健康取决于肠道的活动性。胃肠道会摄取足够的水和人体必要的营养物质，是消化系统的主要器官。胃肠道是人体最大的免疫器官和最大的排毒器官。胃肠道指的是从胃幽门到肛门的消化管。肠是消化管中最长的一段，同时也是作用最重要的一段。

通常人们认为：只要心、脑、肝、肾等脏器不出毛病，那么身体状况就是健康的，没什么可担心的。的确，这些都是身体里不可或缺的重要脏器，如果出了毛病，不管你是什么身份，都逃离不开病毒的侵袭。比如，

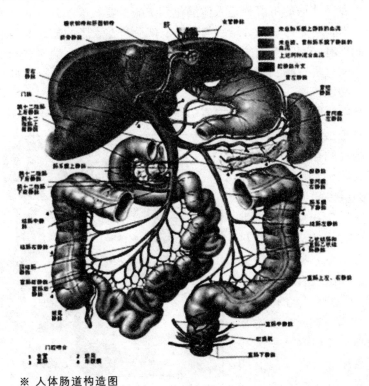

※ 人体肠道构造图

心脏病、脑出血、肝癌、尿毒症等等，这些都是会轻易夺走人们生命的疾病，没有一个是好惹的。但是人们不应该忽略了肠道的重要性，试想，如果离开了肠道为人体吸收利用营养，心脏、肝脏等重要的器官还能够正常运转吗？很显然，答案是否定的。所以我们应该把肠道的功用重视起来。

肠道运转情况的好坏往往与身体的状况密切相关，胃肠道疾病本身会给患者造成许多如腹痛、腹胀、恶心、呕吐、腹泻的痛苦。倘若胃肠道出现问题，那么，就无法为人体提供足够的养分，人们就会出现头晕眼花、体力不支等情况。

消化道作为人体与外界相连的器官，每天都要接纳食物的进入以及排除食物残渣。由于一些人饮食习惯方面的缺点，它还要接受许多不利于消化的食物，如过冷、过硬的食物，这些都会都肠道造成损伤。一些患有肠道疾病的人有时会服用药物来减轻痛苦，但是药物也会在一定程度上对肠道造成刺激。因此，慢性肠道病的发生概率非常高。

◎生产粪便的大肠

大肠在消化道的下段，是人体消化系统的重要组成部分。成人大肠全长约 1.5 米，可分为盲肠，结肠与直肠三部分。在大肠的起始端与小肠相连，在此处有一向下突出的盲囊，叫做盲肠。在盲肠的盲端又有一指状的突起，即阑尾。盲肠和阑尾在人体都是退化的器官。肠道有一定吸收养分和水分的功能。

大肠由结肠和直肠组成，主要功能是吸收食物残渣中的水分。而食物残渣自身形成粪便并有度排出。大肠与肺由手阳明大肠经和手太阴肺经的相互属络形成互为里表的关系。

大肠居于腹中，从回肠开始，可以分为六部分，即盲肠、升结肠、横结肠、降结肠、乙状结肠和直肠。大肠围绕在空肠、回肠的周围，形成类似长方形的形状。大肠比较粗且肠壁比较薄弱，在外形上与小肠有明显的不同。

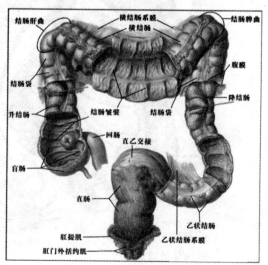

盲肠和结肠还具有三种特征性结构：（1）在结肠带附近由于浆膜下脂肪聚集，形成许多大小不等的脂肪突起，称肠脂垂。（2）在肠表面，沿着肠的综轴有结肠带，由肠壁纵行肌增厚形成。（3）被肠壁上的横沟隔成囊状的结肠袋。

◎大肠的结构功能

盲肠是大肠起始的膨大盲端，长 6～8 厘米，位于右髂窝内，向上连接结肠，向左连回肠。回、盲肠的连通口叫做回盲口。口处的黏膜折成上、下两个半月形的皱襞，称为回盲瓣，此瓣具有括约肌的作用，可防止大肠内容物逆流入小肠。阑尾的开口位于回盲瓣的下方约 2 厘米处。阑尾形状类似于蚯蚓，所以也叫做蚓突。阑尾上端连通盲肠的后内壁，下端游离，一般长 2～20 厘米，直径大概 0.5 厘米。阑尾上覆盖着一层膜，叫做阑尾系膜，其活动性较大。

结肠位于盲肠和直肠之间，依据它的位置和形态，可以分为四部分，即横结肠、降结肠、升结肠和乙状结肠。

（1）横结肠：长约 50 厘米，起自结肠右曲，向左横行至脾处再向下弯成结肠左曲，移行于降结肠。横结肠全部被腹膜包被，并借横结肠系膜连于腹后壁，其中部下垂，活动性较大。

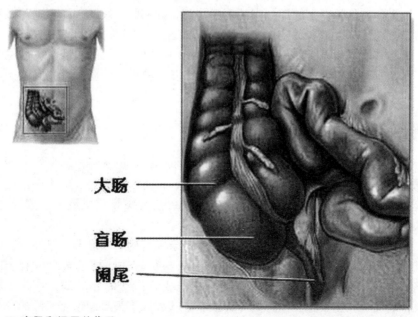

大肠

盲肠

阑尾

※ 盲肠和阑尾的位置

（2）降结肠：长约 20 厘米，从结肠左曲开始，沿腹后壁的左侧下降，至左髂嵴处移行于乙状结肠。降结肠后面借结缔组织附贴于腹后壁，所以活动性也小。

（3）升结肠：长约 15 厘米，是盲肠向上延续部分，由右髂窝沿腹后壁的右侧上升，至肝下方向左弯形成结肠右曲，移行于横结肠。升结肠后面借结缔组织附贴于腹后壁，所以活动性较小。

（4）乙状结肠：长约 40～45 厘米，平左髂嵴处与降结肠连接，呈乙字形弯曲，到第三骶椎前面移行为于直肠。空虚时，其前面常被小肠遮盖，当充盈扩张时，在左髂窝可以摸到。乙状结肠全部被腹膜包被，并且借乙状结肠系膜连于左髂窝和小骨盆后壁，其活动性也大。

直肠与直肠相邻，为大肠的末端，长 15～16 厘米，位于小骨盆内。上端平第三骶椎处接续乙状结肠，沿骶骨和尾骨的前面下行，穿过盆膈，下端以肛门而终。直肠与小骨、盆腔脏器的毗邻关系因性别的差异而有所不同。男性直肠的前面有膀胱、前列腺和精囊腺；女性则有子宫和阴道。因此，临床指诊时，经肛门可以通过触摸的方法来检查前列腺和精囊腺或子宫和阴道的状况。

◎直肠的形态

直肠在盆膈以上的部分叫做直肠盆部，盆部的下段肠腔膨大，叫做直肠壶腹。盆膈以下的部分缩窄叫做肛管或直肠肛门部。直肠有两个弯曲：上段凸向后，和骶骨前面的曲度一致，形成骶曲；下段向后下绕过尾骨尖，变成凸向前的会阴曲。在进行乙状结肠镜检查时，应顺着直肠两个弯曲的方向将镜插入，防止肠壁受到损伤。

◎直肠的构造

直肠壶腹内面的黏膜形成 2～3 条半月形的直肠横襞，其中位于前右侧壁的一条，大而恒定，距肛门约 7 厘米，相当于腹膜返折的水平。在乙状肠镜检查中，常常以横襞作为确定直肠肿瘤与腹膜腔位置关系的标志。这些横襞有支持粪便的作用。

肛柱是指肛管上段的黏膜形成 6～10 条纵行的黏膜皱襞。各柱的下端有半月形的小皱襞相连，称为肛瓣。在肛瓣与相邻二柱下端之中有小凹陷，称为肛窦。各肛瓣与肛柱下端一起连成锯齿状的环形线，称为齿状线，是皮肤和黏膜相互移行的分界线。齿状线以下光滑而略有光泽的环形区域，称为肛梳或痔环。痔环和肛柱的深面有丰富的静脉丛，静脉丛如果淤血扩张就会容易形成痔，在齿状线以上的叫做内痔，以下的叫做外痔。

直肠周围有内、外括约肌围绕。肛门内括约肌由直肠壁环行平滑肌增厚形成，收缩时能协助排便。肛门外括约肌为位于肛门内括约肌周围的环行肌束，为骨骼肌，可随意括约肛门。

◎大肠的功能

大肠有进一步吸收粪便中的水分、电解质和其他物质（如氨、胆汁酸等），形成、贮存和排泄粪便的功能。同时，大肠还能分泌一些液体，如杯状细胞分泌黏液中的黏液蛋白，这些液体可以保护黏膜和润滑粪便，使粪便易于下行，保护肠壁防止机械损伤、防止受到细菌的侵蚀。

大肠黏膜的上皮及大肠腺均含有许多分泌黏液的杯状细胞。因此，大肠的分泌富含黏液。结肠还分泌碳酸氢盐，所以大肠液呈碱性（pH8.3～8.4）。

食物残渣刺激肠壁引起大肠液的分泌，可能通过局部反射完成。副交感神经兴奋可使分泌增加，但交感神经兴奋却使正在进行着的分泌减少。

大肠里含有许多细菌，这些细菌主要是由食物和大肠内的繁殖而产生的。大肠内的酸碱度和温度对一般细菌的繁殖极为适宜，故细菌在此大量繁殖。细菌中含有能分解食物残渣的酶，对食物残渣中的糖类和脂肪的分解叫做发酵作用，会产生单糖、醋酸、乳酸、二氧化碳、沼气、氢气等分解物。如果这类产物很多，就会刺激大肠而引起腹泻。对蛋白质的分解称为腐败作用，不仅可以产生肽、氨基酸、氨等物质，还能产生如吲哚、酚等有毒物质。这些有毒物质一部分被吸收入血到肝脏解毒，另一部分则随粪排除。

大肠细菌可以利用大肠的内容物合成人体必需的某些维生素，如硫胺素、核黄素及叶酸等B族维生素和维生素K。

经细菌分解作用后的食物残渣和其分解产物、肠黏膜的分泌物、脱落的肠上皮细胞和大量的细菌一起形成粪便。

◎肠道便便与健康

一坨便便，人们认为它很脏，但便便却能告诉我们胃肠道的基本状态。你知道便便是怎么生产出来的吗？你知道当出现便秘、拉稀、黑色便、白色便、长条便、羊粪便情况时说明我们的身体出现了什么状况吗？

每个人排出的大便的外形和构成各不相同，而且同一个人在不同的时期排出的便便也不同。肠道运动状态不同的时期，屁的量和味道都有很大的差别。大便和屁的状态往往真切反映出肠道的健康状况。所以，我们不应忽视来自我们身体的这两个信号，从肠道开始，及时掌握自己的健康情况。

大便是在大肠处形成的，大肠的主要功能就是吸收水分和电解质，制造大便并排泻，并不进行食物的消化。食物的部分营养被吸收后，剩余的糊状残渣由小肠进入大肠，大肠开始蠕动，吸收残渣中的水分和电解质，固态的大便就由此形成了。

食物经消化吸收后大约需要5～10小时能够送达小肠的末端，而到达大肠后则需要9～16小时来吸收水分。肠内细菌会使食物残渣发酵和腐败，以制造大便。大便形成后会在乙状结肠中先存放一段时间，不久，当大便因自身的重量而移动到直肠时，直肠内的感受器就会受到刺激，人们就会感到便意。

肠道运动不活跃的原因除了压力之外，就是偏食，特别是喜欢肉食、甜食的欧美式饮食的人常常出现肠道运动不活跃的状况。如果长期维持这种饮食习惯，肠子不容易产生大便，有的人甚至会出现便秘的现象。排便的间隔从一天一次延长为数天一次。而本应该随着大便排出的病毒却不能的得到及时排出，一点一点地在体内累积，这是很不利于人体健康的。

大便的气味主要由吲哚、粪臭素、硫化氢、胺、乙酸和丁酸构成。大便之所以闻起来恶臭是因为其中含有吲哚和粪臭素。这两种物质是蛋白质被肠内坏细菌分解而形成的。换句话说，如果在饮食结构偏向欧美式，摄取大量的高蛋白质时，大便就会变得很臭。而这些东西对人体都是有害的。

肠道正常的人，比如婴儿的大便中是没有这些有害的成分的。婴儿在喝母乳的阶段所排出的大便是不臭的，闻起来是酸酸甜甜的，这种大便是比较干净的大便。断奶后，所食的东西开始变得多而复杂，大便也慢慢变得和大人的一样臭。其原因就是婴儿以母乳为食物，能够使肠道保持非常干净的状态，肠道运动很活跃；而在开始吃饭以后，肠道开始吸收大

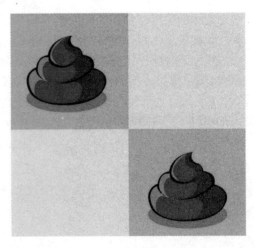

量的高脂肪、高蛋白的食物，从而损坏了肠道原本良好的状态，腐败物质逐渐产生，宿便也慢慢堆积起来，如此大便就变臭了。

所以，如果大便变得恶臭难闻，就说明肠内的食物残渣已经堆积得十分严重。我们应该考虑到既然连自己都觉得自己的大便臭不可闻，这一定会对我们的健康有所影响。

随着年龄的增大，肠道的灵活性会越来越低，这就容易引发便秘等疾病，与此同时，大便也越来越臭。人的老化是从肠道开始的，而排出臭便就是肠道老化和恶化的最有力证据。

如果排出来的大便气味不太好，那么就有必要改善我们的饮食方式和食物比例。当发现自己的大便变得恶臭的时候，回想一下最近所吃的食物，你一定会发现吃了很多肉类等含高蛋白的东西。若能好好的管理自己的饮食，注意营养的均衡，就可以让自己的大便不再那么臭。

除了臭味，大便有时还会发出奇怪的气味，这往往是肠道发生病变的昭示，一定要重视起来。例如，大便发出一股刺鼻的酸味，可能是肠内异常发酵引起的，即所谓发酵性消化不良。此时，拉出的腹泻便便呈黄色。所以，颜色与气味都必须仔细观察。此外，如果拉出的腹泻便有一股烧焦味，有可能是小肠机能减低引起的消化不良。带有腥味儿的焦油状大便，表示消化管有出血的状况，而且出血量比较多。如果在水状、泥状的腹泻便中有肉或鱼的腐臭味，可能是大量的血液或黏液被分解排出肠外的缘故。

所以，虽然只是一句简单的"大便很臭"却有许多微妙的差别。

现代人认为放屁是一种不雅的行为，可是它也不是一无是处的。有时候，一个屁会价值千金；而有时候，一个屁也能宣告我们身患重疾。

屁的原材料是在我们唾液或食物时一起咽下去的空气，其中有一部分以打嗝的方式从胃排出，剩下的空气则进入肠部，成为屁的主要来源。所以，习惯将大量空气和唾液一起咽下的人，放屁的次数通常比一般人要多。严重的话，胃部一半以上有时都会充满空气。

空气主要是由氮和氧构成的，胃部的空气进入肠道，肠道会吸收其中的氧气，剩下的氮就原封不动的成为屁的主要成分之一。

但是氮是没有任何味道，更不会发出恶臭。屁出现臭味的原因与大便产生臭味的原因是一样的，都是因为肠道中的腐败过多造成的。

屁中所含的成分的比率因人而异，比方说，氮含量少的人，只占23％，含量多的人则占80％。放屁时，不只放出吞入体内的空气，也有肠内细菌所制造的气味。所以，才会产生这样的差别，这些气味除了成为屁，还能从肛门或其他的地方排出体外。

憋住屁不放就会使气体在体内堆积，但是，此气体可以和来到肠黏膜的血液中的气体互换。所以，肠管内的气体浓度高时，气体就回流入血液，被血液运至肺部，与呼出去的气一起排出体外。

屁会发出臭味的原因含有氨、硫化氢、吲哚、臭便素、发挥性胺、挥发性脂肪酸等有毒害气体，如果不通过放屁的形式把这些气体排出体外，那么毋庸置疑，这些有毒气体就会被人体所吸收。由此可以想象，人体如果吸收了这么多毒素，那会造成多么不好的影响。

我们的肠道如同一个微生物的世界，在这个世界里不仅有好的菌群，同时也存在着一些坏的菌群。但是我们不能试图用药物来抑制那些坏的菌群，这样不仅无益于我们的健康，而且破坏了这个世界的平衡。

肠道的问题值得我们去探索研究。我们应当时刻谨记"病从口入"这个训诫。当感觉到肠胃有不舒服的情况时，一定要加以关注，如果发现了问题，要积极治疗和调养，这样才能维持身体的健康。

◎聚集能量的小肠

小肠盘曲于腹腔内，上端通过幽门与胃相通，下端通过阑门与大肠相连。小肠与心互为表里。小肠是食物消化吸收的主要场所，全长约3～5米，展开时有半个篮球大。小肠分为十二指肠、空肠和回肠三部分。

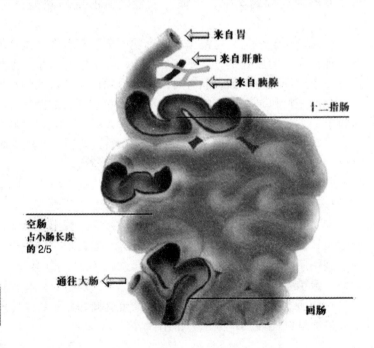

来自胃
来自肝脏
来自胰腺
十二指肠
空肠
占小肠长度
的2/5
通往大肠
回肠

小肠是长约 6 米的肌肉管道，占整个消化道系统大约 80％的长度。小肠作为一个重要的消化道，有吸收养分及运送食物的功能。经过胃部消化后成粥状的食物慢慢进入十二指肠，十二指肠粗大约是 5 厘米，长约 25～30 厘米，大概相当于人的 12 根手指横放的长度。胆管和胰脏分泌的胆汁和胰液也一同流入十二指肠来帮助消化。向下至空肠和回肠部分，肠腔会逐渐地变细，终端部分直径大约是 3 厘米。

◎结构与功能构成

小肠有消化、吸收和分泌三种功能，其中主要是吸收和分泌。在消化过程中，口腔和食道是不消化的。胃可以吸收少量的酒精和水分，但是消化的也只是一小部分。大肠也是只是吸收水分和盐类。所以对食物吸收的主要部分便在小肠部分了。

肠腺的细胞有柱状细胞、杯状细胞、潘氏细胞和未分化细胞。柱状细胞和内分泌细胞和绒毛上皮相仿，接近绒毛的柱状细胞与吸收细胞相似，绒毛深部的柱状细胞微绒毛较少、较短，不形成纹状缘，有人认为它有分泌的功能。小肠绒毛增大了小肠内壁的表面积，如果把所有的绒毛展开铺平，其面积可以覆盖半个网球场，这么巨大的面积够在 1～2 小时内得迅速吸收营养。

◎小肠运动的形式和作用

小肠主要有四种运动形式。

1. 分节运动：分节运动的主要作用是使食糜和消化液充分混合，这也是小肠特有的运动形式。食糜与肠壁紧密接触，这样有助于食物的消化和吸收。但是在推动食糜方面的作用并不明显。分节运动是一种以环行肌为主的节律性收缩和舒张的运动，主要发生在食糜所在的一段肠管上。进食后，有食糜的肠管上若干处的环行肌同时收缩，将肠管内的食糜分割成若干节段。随后，原来收缩处舒张，原来舒张处收缩，使原来每个节段的食糜分为两半，相邻的两半又各自合拢来形成若干新的节段，如此反复进行。分节运动的意义在于使食糜与消化液充分混合，并增加食糜与肠壁的接触，为消化和吸收创造有利条件。此外，分节运动还能挤压肠壁，对血液和淋巴的回流有帮助作用。

2. 蠕动：在黏膜受到强烈刺激时，能够产生蠕动速度快、传播距离远的蠕动冲。小肠的蠕动通常重叠在节律性分节运动之上，这两种运动经常同时发生。蠕动的意义在于使分节运动作用后的食糜向前推进，到达一个新肠段，再开始分节运动。小肠蠕动的速度很慢，约1～2厘米/秒，每个蠕动波只把食糜推进一段短距离后就停止了。此外，小肠还有一种传播速度很快、传播距离较远的蠕动，叫做蠕动冲。它可把食糜从小肠始端一直推送到小肠末端。有时还可至大肠，其速度为2～25厘米/秒。在十二指肠与回肠末端有时会出现与蠕动方向相反的逆蠕动。食糜可以在这两段内来回移动，这对食糜的充分消化和吸收有帮助作用。

3. 移行性复合运动：移行性复合运动是在小肠内容物大部分被吸收产生饥饿感时，分节运动停止后出现的。这种运动是周期性出现的。

4. 紧张性收缩：这是小肠其他运动形式的基础。当小肠紧张性降低时，肠壁给予小肠内容物的压力小，食糜与消化液混合不充分，食糜的推进也慢。当出现相反的情况时，也就是说当小肠紧张性升高时，食糜和消化液混合充分而且速度快，食糜的推进也相应随之加快了。

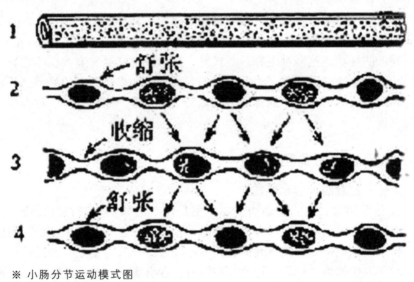

※ 小肠分节运动模式图

◎小肠是吸收的主要部位

食物经过在小肠内的消化作用，已被分解成可被吸收的小分子物质。食物在小肠内停留的时间较长，可达到3～8小时，这为营养的充分吸收提供了充分的时间。小肠是消化管中最长的部分，小肠是主要的吸收器官，小肠绒毛是吸收营养物质的主要部位。

小肠全长5～7米，小肠黏膜形成许多环形皱褶和大量绒毛突入肠腔，每条绒毛的表面是一层柱状上皮细胞，柱状上皮细胞顶端的细胞膜又形成许多较小而且极细的突起，称为微绒毛。小肠黏膜上的环状皱襞、小肠绒毛和每个小肠绒毛细胞游离面上的 1 000～3 000 根微绒毛，使小肠黏膜的表面积增加 600 倍，达到 200 平方米左右。小肠的巨大吸收面积提高了营养吸收效率。

绒毛内部包含毛细血管网、毛细淋巴管、平滑肌纤维和神经网等组织。平滑肌纤维的舒张和收缩可使绒毛作伸缩运动和摆动。绒毛的运动可加速血液和淋巴的流动，对营养的吸收有帮助作用。

小肠的主要功能就是消化和吸收。人的小肠长约 5～6 米，它的黏膜具有环状皱褶，并拥有大量指状突起的绒毛，因而使吸收面增大 30 倍；食物在进入小肠内时已被初步消化，此时有利于吸收。

小肠内有十二指肠腺和肠腺两种腺体。十二指肠腺分泌碱性液体，构成了小肠液的主要成分，而且还可以有效地防止胃酸腐蚀肠道皮肤。小肠液可以稀释消化产物，有利于吸收的进行。小肠液中含有多种酶，这些酶能将各种营养成分进一步分解为可吸收的物质。

绒毛为小肠黏膜的微小突出构造。绒毛的表现是形成小肠黏膜面的基本部分。每条绒毛的外面是一层柱状上皮细胞，柱状细胞顶端存在微绒毛。在人的肠绒毛上，每一个柱状上皮细胞都有非常多的微绒毛，数量可达到 1700 条。因此，微绒毛的存在，使小肠的吸收面大大增加，可以达到我们上面所说的 600 倍以上。吸收面积的增加则更有利于吸收的进行。

小肠绒毛内部有平滑肌纤维、神经丛、毛细血管、毛细淋巴管等组织。营养物质输入机体内主要是通过淋巴管和毛细血管来进行的。营养物质通过主动性转运和被动性转运被吸收入机体。一般认为，糖类、蛋白质和脂肪的消化产物的大部分是在十二指肠和空肠被吸收的，而当到达回肠时，往往已经被完全吸收。回肠能主动吸收胆盐和维生素 B。

此外，小肠的上段和下段也是有区别的，不同之处主要是在运解水和电解质方面。在十二指肠和空肠上段，由于肠内容物的渗透压较高，水分和电解质由血液进入肠腔和由肠腔进入血液的量都很大，交流的频率也很快，导致了肠腔内液体的量减少不多。在回肠却正好相反，这种交流频率变得很少，离开肠腔的液体量比进入的多，从而使肠内容物的量大为减少。肠所吸收的物质，不仅是由口腔摄入的经过消化的物质，分泌到消化道的各种消化液本身所含有的水分、无机盐和某些有机成分也重新被吸收利用。

▶ 知识窗

·胃肠道的保养·

1. 养成良好的饮食习惯，定时定量，每餐只吃八分饱。每餐粗细粮搭配合理，多吃蔬菜、水果，既可均衡营养，又能保证每天摄入必要的维生素，因为维生素可促进食物在肠道中的移动，保持肠道中含有一定量的水分，促进消化，防止便秘。

2. 胃肠道和消化系统活动是由植物神经调节的，而精神与植物神经的关系十分密切。良好的精神状态可以提高人的消化能力、增强食欲，因此保持良好的心情，对胃肠道的健康来说十分重要。

3. 提倡戒烟和适量饮酒，如果有些人已有消化系统疾病，应烟酒立断。

4. 不要乱服损伤胃肠的药物，如因病需长期服用，最好同时服用胃黏膜保护剂，以减少药物对胃黏膜的损害。

5. 注意饮食卫生，不吃变质食物，不吃街头无卫生保障的食品。由于腹部喜暖怕凉，胃肠道遇寒冷刺激时易出现痉挛，出现阵发性腹部绞痛，所以应该根据天气情况增减衣服，夏天入睡时也应将腹部盖好，防止受凉。

6. 健康的体质有利于消化功能的正常活动，良好的消化功能也能促进增强体质，二者相辅相成。如果适当加强腹肌锻炼，可以提高腹腔内压力，对腹内下垂的脏器起支撑作用。部分胃肠运动功能减弱者做腹部按摩，也能促进胃肠蠕动，如能长期坚持，对功能性消化不良和习惯性便秘均可起到有效的保健和治疗作用。

┃拓展思考┃

1. 人体最大的免疫系统是什么？

2. 你知道大肠的主要作用吗？

3. 人体的便便是如何产生的呢？

神奇的感官

第三章

SHENQIDEGANGUAN

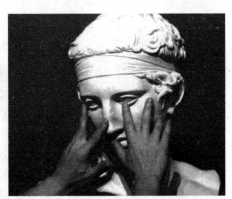

　　感官是人体与外界接触的主要途径。人们通过感官接受外界信息，并将信息传送到脑部，使其根据信息做出相应的反应。你知道的感官都有哪些？人类为什么会说话？本章就为您解释答案。

眼睛，心灵的窗户

Yan Jing，Xin Ling De Chuang Hu

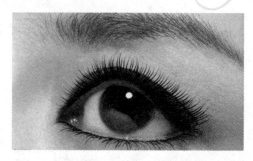

眼睛，我们也叫它作目。它是人类最重要的感官之一，主要功能是感知光线。大脑中约有 80％的知识和记忆都是人们通过眼睛所得到的。

◎眼睛

眼睛是人们读书认字、看图赏画等活动能够进行的重要前提。眼睛对颜色、光线进行分辨后，再将这些视觉、形象转变成神经信号输送至大脑，大脑才有了意识。人们通过眼睛就能不断地接受和感知新事物。因此，人们把眼睛比喻为人类心灵的窗户。

眼睛是人的视觉器官，是人类与外界链接的窗口。它主要由眼球和眼的附属器官构成。其中眼球是人眼睛最主要的部分，它位于眼眶内，形状类似于球形。正常成年人的眼球前后径平均是 24 毫米，垂直径平均 23 毫米。它的最前端突出于眶外 12～14 毫米，由眼睑对其进行保护。

◎眼睛的组成部分

眼球主要由眼球壁、眼内腔和内容物、神经、血管等组织构成。眼球壁通常分为外、中、内三层。外层由角膜、巩膜构成。前 1/6 是透明的角膜，其余 5/6 是白色的巩膜，我们通常称之为眼白。眼球外层的主要作用是维持眼球形状和保护眼内组织。

◎角膜

角膜是人体接受外界信息的第一道关卡。角膜是眼球前部的透明部分，光线经此射入眼球。角膜类似于椭圆形，微微向前突出。其横径是 11.5～12 毫米，垂直径是 10.5～11 毫米。周边厚约 1 毫米，中央厚 0.6 毫米。在角膜的前面有一层泪液膜，有防止角膜干燥、维持角膜平滑和光学特性的功能。此外，角膜中遍布着丰富的神经，有十分敏锐的感知功能。

此外，角膜不仅是光线进入眼内和折射成像的主要结构，而且有保护眼睛的作用。同时，它也是测定人体知觉的重要部位。巩膜是致密的胶原纤维结构，不透明，呈乳白色，质地坚韧。中层又称葡萄膜、色素膜，具有丰富的色素和血管，主要由三部分构成，即虹膜、睫状体和脉络膜。虹膜呈环圆形，位于葡萄膜的最前部分，在晶体前，有辐射状皱褶称纹理，表面有不平的隐窝。虹膜的颜色因种族的不同而有差异。中央有一2.5～4毫米的圆孔，称作瞳孔。我们眼睛睫状体的前面和虹膜根部链接，后面连脉络膜，外侧是巩膜，内侧则是由悬韧带和晶体赤道部相接。

◎脉络膜

眼睛的脉络膜位于巩膜和视网膜之间。脉络膜的血循环营养视网膜外层，它所含有的丰富色素起遮光暗房作用。内层有一层透明的膜，称为视网膜。视网膜也是视觉形成神经信息传递的第一站，具有很精细的网络结构及丰富的代谢和生理功能。视网膜的视轴正对终点是黄斑中心凹。黄斑区是视网膜上视觉最敏锐的特殊区域，直径约1～3毫米，宏观世界的中央是一小凹，也就是中心凹。黄斑鼻侧约3毫米处有一直径为1.5毫米的淡红色区是视乳头，也叫做视盘。它是视网膜上视觉纤维汇聚向视觉中枢传递的出眼球部位。它在视野上表现的是固有的暗区，因为没有感光细胞，不能有效地看到东西，所以我们把它叫做生理盲点。

◎眼内膜

我们的眼内腔是由前房、后房和玻璃体腔构成的。眼内容物是由房水、晶体和玻璃体构成的，且上述三者都是透明的，和角膜一起称作屈光介质。房水是由睫状突产生，主要作用是营养角膜、晶体及玻璃体和维持眼压。

晶体是富有弹性的透明体，形状像双凸透镜，位于虹膜、瞳孔之后、玻璃体之前。玻璃体为透明的胶质体，占眼球后面空腔部分的4/5。水是晶体的主要成分。

玻璃体具有屈光和支撑视网膜的作用，视神经是中枢神经系统的一部分。视网膜会把由外界所接受的视觉信息通过神经传输到大脑。

我们把视网膜从外界接受信息到大脑视皮层形成视觉的整个神经冲动传递的径路叫做视路。除了眼球外，眼还有眼睑、结膜、泪器、眼外肌和眼眶这些附属器。虽然眼的附属器跟视觉没有直接的关系，但它们不是一无是处的，是不可缺少的一部分。

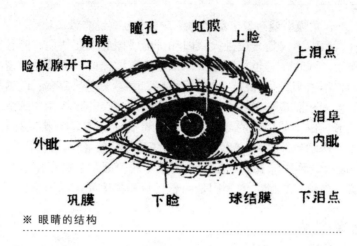

角膜　瞳孔　虹膜　上睑
睑板腺开口　　　　　　上泪点
　　　　　　　　　　　泪阜
外眦　　　　　　　　　内眦
巩膜　下睑　球结膜　下泪点

※ 眼睛的结构

　　人的眼睑分为上睑和下睑两部分，位于眼眶前口，在眼球前面覆盖着。上睑以眉为界，下睑与颜面皮肤相连。上下睑间的裂隙称睑裂。两睑相连接处，分别叫做内眦及外眦。内眦处有肉状隆起叫做泪阜。

　　上下睑缘的内侧各有一带有小孔的乳头状突起，称作泪点，是泪小管的开口。下面我们来看一下它的生理功能：眼睑最重要的功能是保护眼球，因为常常瞬目（俗称眨眼），可以让泪液润湿眼球表面，从而使角膜保持光泽，并且能够对结膜囊内的灰尘和细菌起到清洁作用。

　　我们眼睛上的结膜，覆盖于眼睑后面和眼球前面，看起来是一层薄且透明的黏膜。如果按照解剖部位可以分为睑结膜、球结膜和穹隆结膜三部分。由结膜形成的囊状间隙叫做"结膜囊"。泪器包括分泌泪液的泪腺和排泄泪液的泪道。眼外肌主要负责眼球的运动，它共有 6 条，其中包括 4 条直肌和 2 条斜肌。4 条直肌包括上直肌、下直肌、内直肌和外直肌，2 条斜肌包括上斜肌和下斜肌。眼眶是由 7 块颅骨构成，分别是额骨、蝶骨、筛骨、腭骨、泪骨、上颌骨和颧骨。眼眶稍向内，向上倾斜，四边锥形的骨窝，其口向前，尖朝后，有上下内外四壁。成年人眼眶深 4～5 毫米。眼眶内有眼球、眼外肌、血管、神经、泪腺和筋膜，而且各组织之间充满了有软垫作用的脂肪。

　　通过研究得知，眼睛的性能和太阳的关系最为紧密。苏联科学家瓦比洛夫指出：眼睛是人类经过长期的极其复杂的自然选择的结果。眼睛是人们为了适应外部环境的不断变化而形成的。他还认为：地球上人眼是对太阳光线的适应结果。不了解有关太阳的知识，就不能解开眼睛的秘密。其实，人类的眼睛之所以能够发展成今天这样一个复杂灵活、惟妙传神的光学系统，可以说是人类漫长进化的一个必然结果。换个角度说，眼睛就是太阳赐给我们的一件礼物。

通过科学实验和研究得到结论，宇宙天体发出的电磁波的范围非常宽，包括了从无线电波到 γ 射线波长。对于这些从宇宙空间投来的电磁辐射，地球大气层仅仅留下两个允许通行的天窗，一个是波长范围大约在 0.39～0.76 微米的光学窗口（或称可见光窗口），而另一个就是波长为 1 毫米～10 米范围的射电窗口。上面这些知识告诉我们，地球大气层仅仅对这两个波段的电磁辐射为透明的。

对太阳来说，它除了发出可见光外，同时还不停地向四周喷发紫外线、红外线、无线电波和其他辐射。但是除了上面所说的两个窗口所允许通行的辐射以外，其他波段的电磁辐射则由于受到地球大气的吸收，在到达地面之前就已基本耗完。既然它们不能参与照明，通过进化，人眼也就没有必要再为它们设置感光细胞了。这也说明了为什么人眼可以感受的所谓可见光是在这样的一个波段，而不是在电磁波谱的别的阶段。

对于人眼来说，所能够接受的光波波长大约是 390～760 纳米，这个波段范围正好和光学窗口所透过的波段相适应，这也是人眼对大自然或者说太阳适应的必然结果。

◎人为什么会流泪

从医学角度来说，眼泪是泪腺分泌出来的一种液体。泪腺位于眼球的外上方。正常人平均每分钟眨眼 13 次左右，每眨一次眼，由泪腺所产生的液体就会被眼睑带出一些。当人们眨眼时，泪水对眼睛便有冲掉异物、刺激物等清洁作用。所以说，眼泪并不是只在人们哭泣是才会有，而是出现在我们的日常生活中。只不过在平常眼泪的量比较少，我们很难发现。随着眨眼而产生的眼泪有湿润眼眶的作用，防止眼睛由蒸发作用而产生干燥的感觉。

在日常生活中，当我们感到悲伤而泪流满面的时候，同时我们也会流出鼻涕。这是因为过多的泪水经过泪小管、泪囊和鼻泪管与鼻腔相通，它们经鼻腔排出体外的缘故。此时眼泪产生的量大于正常的量，而多余的眼泪就得找到别的途径排

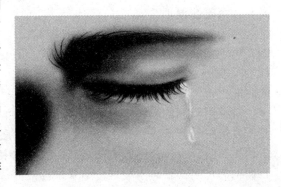

出，因此就通过鼻腔以鼻涕的形式出现了。人类学家发现，在种类众多的灵长类动物中，人类是唯一会哭泣流泪的成员。流泪是不需要后天学习的，是一种天生就会的行为，就像心脏搏动、肾脏排泄一样是一种本能，像叹气、打喷嚏一样是自发性的。

但是，人为什么会流眼泪？流泪对于人体能起到什么作用？有何意义？从表面上看，这个问题非常简单，但是，这却是一直困扰着科学家的难题。

根据进化论的创始人查理·达尔文的观点，流泪与进化过程中的生存竞争没有关系，而是某种进化的遗迹。达尔文分析道：哭泣时，眼睛周围的微血管会充血，同时小肌肉为保护眼睛而收缩，于是导致泪腺分泌眼泪。达尔文根据这种说法得出结论，说眼泪只是眼睛的副产品，对人体是毫无用处的。但是，美国人类学家阿希莱·蒙塔戈的观点与达尔文截然相反。他认为，流眼泪对人体有很重要的有益影响，而这种益处会在人类的遗传中被一代一代地延续下去。人类会流泪正是适者生存的结果。蒙塔戈举例说：眼泪中含有溶菌酶，这是人体的一种自卫物质，它可以保护鼻咽黏膜不被细菌感染。据相关研究资料证明，如果人只干哭却不流眼泪，那么干燥的鼻黏膜很容易因为过于干燥而产生感染。

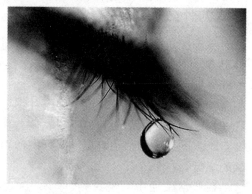

现在，很多研究者都赞同蒙塔戈的观点，认为流眼泪对人体是有好处的。美国明尼苏达大学心理学家威廉·佛莱的研究也证实了这一点。威廉·佛莱从心理学和生物化学的角度对流泪行为进行了全方位的研究。他把流泪分成两个种类，即反射性流泪（如受到洋葱刺激）和情感性流泪。

佛莱对眼泪进行了长达5年的研究，研究结果表明：在一个月时间内，男人哭泣流泪的次数很少超过7次，而女人则在30次以上。晚上7～10点，同家人亲朋相聚，或者在看电视时，是情感性流泪发生频率最高的时间。

佛莱用特制的小试管收集接受测试的人的眼泪，对眼泪样品进行分析测试。他发现，情感性流泪的泪水中含蛋白质较多，而反射性流泪的泪水中含蛋白质较少。在这些结构复杂的蛋白质中，有一种据测定或许是类似止痛剂的化学物质。依照这一结果进行分析，佛莱推测，流泪其实是一种排泄行为，可以消除人体因为感情压力所造成和积累起来的生化毒素；这些毒素如果不通过流眼泪的形式排出体外，却留在体内，那么就会对人体的健康造成一定的危害。实验表明，情感性的流泪能够排出毒素，从而使人迅速恢复心理和生理上的平衡，所以流眼泪对人体的健康是有一定益处的。

但是，通常这些眼泪排出的毒素究竟含有什么成分？眼泪中所含的又有哪些功能不同的蛋白质？它们又是怎样产生和代谢的？这些问题的答案可能就连佛莱本人也不知道。只有弄明白这些问题，才能帮助人们判断佛莱的学说是否正确。

研究表明，当人们因为高兴而流出的眼泪，分量比较多，味道很淡；而因为悲伤和愤怒而产生的泪水，水分不多，味道很咸，区别在于受刺激的是交感神经还是副交感神经。所以，悲伤时流出泪水，有利于健康。那么，为什么灵长类动物中只有人类会流泪呢？关于这个问题，研究者们始终都没能找到比较合理的解释。

▶ 知 识 窗

1960 年，英国人类学家爱利斯特·哈代教授提出海猿假说，这个假说曾引起一时的轰动。以前的人类起源理论都认为，人类诞生的舞台是森林草原。而哈代提出，在人类进化历史中，存在着一段几百万年的水生海猿阶段。这一特殊的阶段在人类身上至今保留着深刻的印记。这些特征，在其他陆生灵长类动物身上都没有，而在海豹、海狮等海洋兽类、海鸟身上却存在。比如，人类的泪腺会分泌泪液，泪水中含有约 0.9% 的盐分，这一特殊的生理现象在海兽身上也有。在缺乏盐分的陆地上进化成长的生物，是不会产生这种浪费盐分的生理特征。

当时，在哈代教授刚提出这种假说时被视为异想天开。但是，随着时间的推移，有很多研究者竟越来越相信这一假说了。

1983 年，澳大利亚墨尔本大学生物学家彼立克·丹通教授研究比较了人类和别的哺乳动物控制体内盐平衡的生理机制。他的研究表明人类的流泪可能起源于海兽泪腺的泌盐机制。海猿学说也许是目前唯一能解释人类流泪起源的学说。但是，因为这一学说现在还缺乏可靠的化石依据，所以并没有被大多数人类学家所接受。这个说法仅仅是作为一种人类起源进化的假说而已，所以它还有待进一步完善。

━━ 拓展思考 ━━

1. 眼睛的作用都有哪些？
2. 眼睛主要由哪些器官构成？
3. 你知道人类为什么把眼睛称做"心灵的窗户"吗？

捕捉美妙声音的耳朵

Bu Zhuo Mei Miao Sheng Yin De Er Duo

◎耳朵的构成

耳朵位于头部两侧、眼睛的后方，具有辨别振动的功能，可以将振动发出的声音转换成神经信号，然后传给大脑。在大脑中，这些信号又被翻译为我们能够理解的语言、音乐和其他声音。如果按照解剖学来分析，耳朵主要包括三部分，即外耳、中耳、内耳。

其中，我们的外耳是由耳廓、外耳道、外耳道神经和血管所构成的。耳廓具有聚集和反射的作用。外耳道长约 2.5～3.5 厘米，由软骨部和骨部组成，软骨部约占其外 1/3，外耳道有两处狭窄，一为骨部与软骨部交界处，另一为距离鼓膜约 0.5 厘米处，呈 S 形弯曲。外耳道皮下组织很少，皮肤几乎与软骨膜和骨膜相贴，所以当感染肿胀时易致神经末梢受压

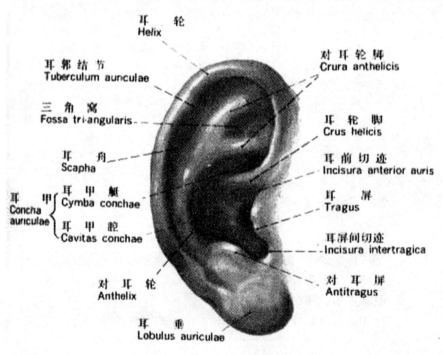

耳 轮　Helix

耳郭结节　Tuberculum auriculae

三角窝　Fossa tri-angularis

耳 舟　Scapha

耳 甲　Concha auriculae
耳甲艇　Cymba conchae
耳甲腔　Cavitas conchae

对耳轮　Anthelix

耳 垂　Lobulus auriculae

对耳轮脚　Crura anthelicis

耳轮脚　Crus helicis

耳前切迹　Incisura anterior auris

耳 屏　Tragus

耳屏间切迹　Incisura intertragica

对耳屏　Antitragus

而引起剧痛，软骨部皮肤含有类似汗腺构造的耵聍腺，可以分泌耵聍，并且有很多毛囊和皮脂腺。

外耳道神经与血管包括下颌神经的耳颞支和迷走神经的耳支，其中，下颌神经的耳颞支分布于外耳道等的前半部，故当牙病等疼痛时可传至外耳道。迷走神经的耳支分布于外耳道等的后半部，所以当刺激外耳道皮肤时能够引起反射性咳嗽。另外，不仅有来自颈丛的耳大神经和枕小神经，而且还有来自于面神经与舌头咽神经的分支。

此外，中耳是由鼓室、咽鼓管、鼓窦和乳突构成的。其中，鼓室为含气腔，在鼓膜与内耳外侧壁中间。鼓室内有听骨、肌肉及韧带等，腔内均为黏膜所覆盖。鼓室外壁是鼓膜。咽鼓管是沟通鼓室与鼻咽的管道，成人全长约 35 毫米，外 1/3 是骨部内，2/3 是软骨部，其内侧端的咽口位于鼻咽侧壁，刚好在下鼻甲后端的后下方。成人咽鼓管的鼓室口略高于咽口 2～2.5 厘米，小孩则几乎与之平行，且管腔较短，内径很宽，所以小儿的咽部感染非常容易通过这个鼓管传入鼓室。内耳是由前庭、半规管、耳蜗、内耳道、颅中窝、颞骨岩部构成的。

人类的听觉范围不是无限的，而是有一定的范围。声波由赫兹来度量。人讲话的频率范围为 85～1100 赫兹。很多年轻人的听力范围为 20～20000 赫兹。人的听觉范围比很多动物要狭窄的多，比如狗和蝙蝠等。人的听觉范围到中年以后会变得越来越小，所以上了年纪的人多数听力会下降。耳朵还有保持人体平衡的作用。在每个耳朵里，有 3 个充满了液体的半规管。当头部运动时，里面的液体也会随之晃动。感受器就会向脑部发送有关头部位置改变的信号。当脑发出指令的时候，身体就能保持平衡了。

◎会动的耳朵

那么，为什么有人的耳朵会动？从进化论的角度来说，是因为人是由动物逐渐进化而来的。

人和动物耳朵后面都有一块动耳肌，动耳肌在神经支配下可以活动。只不过有的人动耳肌退化了，耳朵就不会动了；而有的人动耳肌没退化，因此耳朵会动。生物学证明，动耳朵并不是通过后天学习而形成的，它是天生的，并且带有一定的遗传因素。总的说来，耳朵会动是大脑皮层较为发达的表现，脑神经越发达，意志力与洞察力就越强。

在日常生活中，按摩耳朵可以保持身体的健康。以拇指、食指揉捏耳屏，使它有胀痛感，可以防止头痛、头晕、失眠等脑血管、脑神经病症；用食指指腹按摩耳前根部，可以防治感冒、鼻炎、咽炎、心慌、头痛、头

有趣的人体——我们身体的构造

昏等；用食指指腹摩擦耳背沟使之生热，可以起到降血压、清脑、明目的作用；用中指插入耳孔，指腹向前按压摩擦生热，可以防治咽炎、鼻炎、感冒等。

揉耳朵的具体做法如下：

按摩耳廓：用你的掌心前后摩擦耳廓正反面 10 余次，这样可以起到疏通经络、振奋脏腑的作用，同时对全身也有保健作用。然后，用拇、食指上下摩擦耳轮部 10 余次，可以缓解上班族常见的颈、肩、腰、腿痛，以及头痛、头晕。

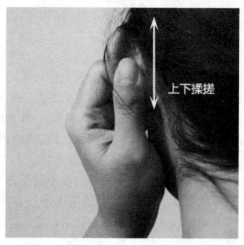

上下揉搓

上下提拉耳朵：用你的拇指、食指先向上提拉耳顶端 10 余次，这个方法可以缓解情绪急躁，对身有病痛的人有镇静、止痛、退热、清脑的作用。然后用拇指、食指夹捏耳垂部向下再向外揪拉，并摩擦耳垂十几次，这样不仅可以防治头晕、眼花、近视、耳鸣、痤疮、黄褐斑等症，而且对美容也有一定的作用。

用食指指腹自耳部三角窝开始摩擦耳甲艇、耳甲腔各十余次，使之发热，这一手法对内脏有很好的保健作用。

◎耳朵总动员

在日常生活中，很多耳朵上的疾病是可以预防的。以下就为您介绍一些和日常生活联系紧密的耳朵保健措施，用以预防耳病的发生。

1. 戒除掏耳朵的习惯。掏耳可引起耳道和鼓膜损伤，有时还会并发感染，导致听力下降。

2. 洗头、洗澡时防止水灌入耳内。因为皮肤和鼓膜在水中浸泡，加上耵聍（即常说的耳蚕、耳屎）的刺激，容易引起外耳炎。如果本来就有鼓膜穿孔者，水入耳内可引起中耳炎的复发。

3. 夏季游泳前最好做一下体质检查。有外耳道炎、中耳炎、外耳道耵聍栓塞、鼓膜穿孔等疾病者，必须在治愈之后才可以游泳。

4. 耳廓外伤、冻疮时要严防感染。特别是绿脓杆菌感染，因为这种细菌可引起耳廓软骨膜炎、软骨坏死，甚至会导致耳廓畸形（菜花样耳）。

5. 远离噪音和爆炸现场。因为较大的噪音可引起噪音性耳聋，而爆炸声会造成爆震性耳聋。

6. 远离烟酒和耳毒性药物，如链霉素、庆大霉素、卡那霉素等。因为它们能够毒害听觉神经。

7. 病毒感染，如麻疹、腮腺炎、耳带状疱疹等，常并发感音神经性耳聋，需及时采取防范措施。

8. 避免打击头部，更不可掌击耳部。前者可并发听力损害，后者可引起鼓膜破裂。生活中，因外力打击而造成耳朵功能受损的情况十分常见。

9. 擤鼻涕时要掌握正确的擤鼻方法：应左右鼻腔一个一个地擤，切勿将左右鼻孔同时捏闭擤鼻，因为鼻腔后部与中耳腔有一管腔（咽鼓管）相通，擤鼻会把鼻腔分泌物驱入中耳腔，引起中耳炎。

10. 有感冒、上呼吸道感染、咽鼓管功能障碍者，不宜乘飞机旅行，否则可能引起航空性中耳炎，出现耳痛、鼓膜充血、中耳积液，甚至造成听力的下降。

11. 全身系统性疾病引起耳聋者，临床上首推高血压与动脉硬化，肾病、糖尿病、甲状腺功能低下等也是耳聋的诱因，所以对有这些病的患者应保护其听力。

12. 老年性耳聋是人类机体退化过程在听觉器官上的表现，出现的年龄与发展速度因人而异，其与遗传及整个生命过程中所经历的各种有害因素（包括疾病）有关。因此老年人更应该定期检查听力的情况。

13. 对新生儿应常规进行听力筛查，发现有听力障碍时应及早干预治疗。

▶ 知 识 窗

在生活中很多人会忽视耳朵的重要性，因为耳朵的位置相对较隐秘，若有什么缺陷也可用头发遮挡。因此对于常见的耳朵疾病，大家也不是很了解。在此我们对常见的耳朵疾病进行了归类总结。

1. 耳垂缺损

耳垂缺损常常是由外伤和感染导致的，同时，也不少人是因为穿戴耳环的方法不适当而产生的。

2. 环状耳

环状耳也常被称为卷曲耳、垂耳等，因为它的外形好像在耳轮缘穿了一条绳子，将其收紧似的，因此也有人将其称为环缩耳。环状耳的畸形对容貌影响较大，有时还会影响眼睛。

3. 招风耳

耳轮不能卷曲，整个耳轮无回旋的余地，形成的耳轮又薄，外形像贝壳的边缘，这是常见的先天性耳廓畸形，也是民间传说的"招风耳"。

4. 去副耳

有的人在耳前长有一块小肉赘，外形有的像小指肚，有的还长着几个凸起，并带有软骨，这被称为"去副耳"。由于长在耳前，所以对面部美容有一定影响.

5. 小耳或无耳

先天性小耳畸形是一个并不十分精确的术语，主要指那些重度耳廓发育不全的人。

| 拓展思考 |

1. 耳朵的功能是什么？
2. 人的耳朵为什么会动？你的耳朵会动吗？
3. 人年纪大了之后，为什么听力会越来越差？

有趣的人体——我们身体的构造

人为什么会说话

Ren Wei Shen Me Hui Shuo Hua

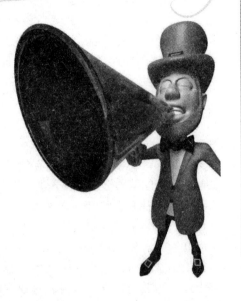

语言是人类进行沟通的主要符号。人们借助语言保存和传递人类文明成果。

人类之间的相互交流离不开语言。尽管通过文字、图片、动作、表情等可以传递人们的思想，但是语言是最重要，也是最方便的途径。

在地球上，只有人类能通过语言进行交流。科学家在人类的基因中发现了可以令人说话的基因。若是没有这个基因，语言与人类的文明就没有发展的机会。在人类演化的 20 万年里，这个基因的改变使人类走向了和其他动物不同的道路。而这个基因就是 FOXP2。如果这个基因遭到破坏，那么语言就无法在人类中产生，人们的交流就会出现障碍。

这个基因是在 2001 年才被科学家发现的。如今，科学家在灵长类的研究中，观察这个基因在它们身上的表现情形和影响，这些动物包含黑猩猩、大猩猩、猩猩、恒河猴、猴子与老鼠。科学家想知道，这个基因在人类、猴子与老鼠身上会有什么不同的表现。他们希望能找到更多和语言有关系的基因，而且渐渐证明语言的发展是和人类文明的产生有密不可分的联系的。

◎寻找人类语言基因

大概是在 600 万到 700 万年之前，那时人和猩猩还是同一个祖先。其中，现代智人在染色体的基因构造上和大猩猩或黑猩猩等灵长类动物约有98％的相同，甚至许多地方连排列顺序都完全一致。但是通过不到 10 万年的演化，人类便与猩猩区分开来，成为了万物之灵。

我们应该以自己是人类而感到自豪。我们种植庄稼、养育禽畜，因而不必像别的动物那样为了寻找食物过着漂泊的生活；我们建造房屋，所以能够躲避恶劣天气的侵扰；我们拥有双手和智慧，因此才能建立起复杂的社会，并且发明创造出很多高科技为人类和社会服务。最值得人类自豪的是，在地球上，人类是唯一能够用语言来交流的生物。

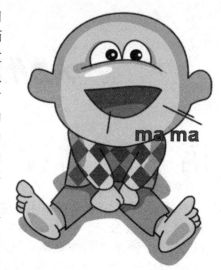

现在，很多研究人类起源的学者都认为：人类区别于其他动物最显著的特点就是人类可以通过语言进行交流。一些科学家曾成功地训练黑猩猩使用复杂的手势或辅助工具交流信息，但是他们发音的能力远远不及人类，无论怎样训练也只能发出几个音节。

在人类社会，也存在很多有趣的现象。对英国 16 000 对双胞胎的研究证明，语言障碍和遗传有很大的关系，但很难把这些症状和某个具体的基因联系上。对能流利地说多种语言的天才语言学家的基因和大脑的研究可能揭示基因对语言学习方面的贡献。尽管这种看法一直被人忽略，但事实上很多职业语言学家本身就是语言学家的后代。20 世纪 60 年代，科学家猜测人类拥有与语言能力有关的独特基因，理由是语言这样复杂，普通的儿童却可以在很小的时候自然地学会说话。据科学家们的最新科研成果证明：语言和基因之间确实存在着许多的联系。

◎发现 FOXP2

在 20 世纪 90 年代的时候，牛津大学威康信托人类遗传学中心和伦敦儿童健康研究所的科学家，对一个患有罕见遗传病的家族中的三代人进行了研究，这个家族被研究者称作 KE 家族。在 KE 家族的 24 名成员中，约半数不能自主控制嘴唇和舌头的运作，在阅读上也都有一定的障碍，而且难以组织好句子，记不住词汇，也不能理解和运用语法。正是因为这个家族三代人中存在的语言障碍让研究者们坚信：一定是他们身体中的某种基因出现了问题！

刚开始的时候，研究者们把这个基因叫做语法基因（即 KE 基因）。虽然揭示人类语言能力的奥秘还需要获得更多的遗传信息，可是这个英国家族的机能缺失现象表明了基因对人类普遍语言能力的重要作用。知道 KE 基因是语言的主宰者远远不够，还必须搞清它们究竟在哪里。为了找到 KE 基因的栖身之处，牛津大学的遗传学家安东尼·摩纳哥和他的研究小组一直坚持了几年的时间，直到 1998 年，他们才把这个范围缩小到 7 号染色体的区域内，而在这个区域内存在大约 70 个基因。安东尼总结道：这几年的研究工作就像是一次寻找基因的"染色体长征"。

在不久之后，对于这种基因的研究有了一个历史性的飞跃。一个被称作 CS 的英国男孩出现了，他尽管和 KE 家族没有任何的亲缘关系，却患有类似的疾病。通过对比两者之间的基因，研究者们终于发现，一个被称为 FOXP2 的基因在这个男孩和 KE 家族的身上都遭到了破坏，这也是他们患病的症结所在。牛津大学研究小组的科学家们很激动地说：相同病例的突然出现，使我们漫长的寻找时间缩短了 1～2 年。就这样，这个表面上看有些绕嘴的 FOXP2 基因有了一个真正的名字——语言基因。

后来，研究者又有了新的发现，FOXP2 基因其实是属于一组基因当中的一个。这组基因可以通过制造出一种可以粘贴到 DNA 其他区域的蛋白质来控制其他基因的活动。但 CS 儿童和 KE 家族的 FOXP2 基因发生突变，从而破坏了所谓的 DNA 的蛋白质黏合区。

▶知识窗

·世界九大语系·

目前人们一般把世界的语言划分为九大语系：

1. 汉藏语系
2. 印欧语系
3. 阿尔泰语系
4. 闪—含语系
5. 乌拉尔语系
6. 伊比利亚—高加索语系
7. 马来—玻利尼西亚语系
8. 南亚语系
9. 达罗毗荼语系

此外，还有非洲和美洲的一些语言和一些系属不明的语言。

| 拓展思考 |

1. 人类为什么能说话？
2. 动物为什么不能说话？

灵敏的鼻子

Ling Min De Bi Zi

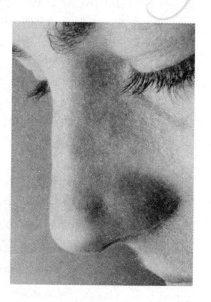

鼻子是呼吸系统的一部分，是陆地上所有动物进行呼吸的器官，同时也是哺乳类动物感应嗅觉的器官。

人类的鼻位于面部的中央。鼻子有两个开口，叫做鼻孔。鼻孔让空气进入鼻腔内，鼻有两腔，被鼻中隔隔开，哺乳类动物的鼻腔内通常长有鼻毛，有过滤及吸收空气中飘浮的尘埃及杂质的作用。鼻腔壁有黏膜，有助于湿润吸入的空气，并附着杂质。鼻腔内后部是鼻窦，在鼻两侧的颅骨的下面，是感应嗅觉的神经。鼻腔与咽喉相接，并和消化系统共用管道，再分支进入呼吸系统到肺部。

◎认识鼻子

鼻子，通常是由三部分所组成，即外鼻、鼻腔和鼻窦。

1. 外鼻由鼻骨、鼻软骨和软组织构成。外鼻突出于面部，容易受到外伤。鼻尖和鼻翼软组织与皮肤粘连甚紧，如果发炎就会产生疼痛感，这里也是痤疮、酒渣鼻（又称酒糟鼻）的好发部位。外鼻的静脉血汇流海绵窦，如果发生炎症，处理的方法不恰当，可能会引发海绵窦血栓性静脉炎等并发症。

2. 鼻腔的前部叫做鼻前庭，有鼻毛，并富有汗腺和皮脂腺，易生疖。鼻腔的顶部是颅前窝底部的一部分，较薄，与硬脑膜相连紧密，有嗅神经通过。鼻的内侧为鼻中隔，其前下方有丰富的血管网，鼻腔外侧壁表面不规则，有3个垂向下方的突出部，分别称为上鼻甲、中鼻甲和下鼻甲。各鼻甲下方的空隙称为鼻道，鼻道可分为上、中、下3部分。鼻甲内侧与鼻中隔之间的空隙称总鼻道。在下鼻道有鼻泪管开口，在中鼻道有额窦、前筛窦和上颌窦开口，在上鼻道有后筛窦和蝶窦的开口。

3. 鼻窦有 4 对，即额窦、筛窦、上颌窦和蝶窦。

（1）额窦：位于额骨的下部，后壁为一薄骨板与颅前窝相隔，底壁相当于眼眶的内上角，非常薄。发生急性额窦炎时，按压此处会有明显的疼痛感。

（2）筛窦：位于眼眶与鼻腔外上方之间的筛骨内，由极薄的小骨板组成蜂窝状小气房，分前后组。其外侧面与眼眶的内侧面为纸样板，就像纸一样薄，因此筛窦或眼眶炎症可互相感染。

（3）上颌窦：位于上颌骨体内，为鼻窦最大的一对，其平均容量约13 毫升。上颌窦的开口位置较高，不利于引流，所以比其他的窦容易出现炎症。

（4）蝶窦：位于鼻腔后上方蝶骨体内，其顶、外、后壁皆借骨板与颅中窝及颅后窝相隔，与眶尖关系紧密，因此蝶窦炎随时可引起视神经病变。

◎嗅觉之谜

实际上嗅觉就是一种感觉。它是由嗅神经系统和鼻三叉神经系统两种感觉系统参与的。嗅觉和味觉可以相互作用。嗅觉是外激素通讯实现的前提。我们通常会说嗅觉是一种远感，意思就是说它是通过长距离感受化学刺激的感觉。以此说法，味觉可以说是一种近感。

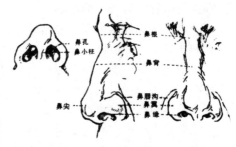

※ 鼻子的形体结构

◎嗅觉的产生

每当外界的气味分子接触到嗅觉感受器的时候，就会引发一系列的酶级联反应，从而实现嗅觉的传输。家蚕的嗅觉十分灵敏，但是有趣的是雄性家蚕只能嗅到雌性的外激素。只要一分子的外激素就能引起雄性家蚕的神经冲动。嗅觉感受器的嗅细胞存在于鼻腔的最上端、淡黄色的嗅上皮内，它们所处的位置不是呼吸气体流通的通路，而是被鼻甲的隆起掩护着。通常带有气味的空气只能以回旋式的气流接触到嗅觉感受器。因此，慢性鼻炎引起的嗅觉功能障碍就是因为鼻甲肥厚而影响气流与嗅觉感受器的接触。

事实上，嗅觉通常是鼻腔上的感受细胞受到物体发散于空气中的物质微粒作用而产生的。在鼻腔上鼻道内有嗅上皮，嗅上皮中的嗅细胞，是嗅觉器官的外周感受器。嗅细胞的黏膜表面带有纤毛，能够与有气味的物质相接触。每种嗅细胞的内端延续成为神经纤维，嗅分析器皮层部分位于额叶区。因为只有挥发性的有味物质的分子才有可能成为嗅觉细胞的刺激物，所以这种刺激物一定是气体物质。

就人类而言，我们嗅觉的敏感度还是很强的，一般用嗅觉阈来测定。所谓嗅觉阈，其实就是能够引起嗅觉的有气味物质的最小浓度。例如，当用人造麝香的气味来测定人的嗅觉灵敏度的时候，在每升空气中含有 5E－10 毫克的麝香就能够闻得到；如果采用硫醇的时候，只要能达到 4E－10 毫克这样的微量，人们就能闻得到。

不同人的嗅觉敏感度是不同的，甚至对同一气味的敏感度也是因人而异的。有些人甚至缺乏普通人所有的嗅觉敏感度，在医学上，我们把这些人称为嗅盲。就是同一个人，嗅觉敏感度在不同情况下也有很大的变化。某些疾病，对嗅觉就有很大的影响，例如感冒、鼻炎会降低嗅觉的敏感度。此外，如果环境中的温度、湿度和气压等发生明显变化时，同样也会对嗅觉的敏感度有很大的影响。

嗅觉不像其他感觉那么容易分类，通常我们用产生气味的东西来命名嗅到的味道，比如玫瑰花香、肉香、腐臭……在几种不同的气味相互混合同时作用于嗅觉感受器时，会产生不同情况，它可以产生新气味，可以是代替或掩蔽另一种气味，也可能产生气味中和，如果气味中和了，那么混合气味就不引起任何嗅觉。

味觉和嗅觉器官是我们的身体内部与外部环境相互沟通的两个出入口。因此，它们担负着一定的警戒任务。人们敏锐的嗅觉，可以提醒人们有害气体的存在，以免过量吸入而对人体产生危害。在营养方面，人们根据分析器的分析活动，嗅觉和味觉协同活动，对不同的食物作出不同的反应。如果听觉和视觉都受到了损伤，那么嗅觉作为一种距离分析器具有重要作用。在现实生活中，诸如盲人、聋哑人运用嗅觉就像正常人运用视力和听力一样，他们往往会根据气味来认识事物、了解周围环境，还可以明确自己的行动方向。

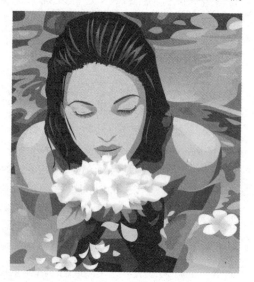

我们平常所说的嗅觉器官，

通常是由左右两个鼻腔组成。这两个鼻腔借助鼻孔与外界相通。两个鼻腔中间有鼻中隔，鼻中隔表面的黏膜与覆盖在整个鼻腔内壁的黏膜相连。嗅觉感觉的主要功能就是让我们的人体能够感觉到各种不同的气味。

我们的嗅觉上皮组织包围着休耳采氏细胞，这是嗅觉中枢所在。休耳采氏细胞的四周由鼻黏膜的支撑细胞包围着。休耳采氏细胞属于两极细胞，具有树突和轴突两种细胞质延伸物。树突是由一圆柱形部分和有嗅觉纤毛的黏膜芽状物构成，这些纤毛即构成了嗅觉的出发点。树突会渗入支撑细胞到达鼻黏膜的表面上，轴突则穿越筛骨板往大脑的方向去。吸入的空气中含有一些能够引起嗅觉的物质，这些物质穿越鼻黏膜到达上皮组织和嗅觉纤毛接触。嗅觉纤毛会刺激细胞质延伸物末端，即黏膜芽状物的细胞膜，把这一嗅觉刺激传送到休耳采氏细胞的细胞质。

◎引起嗅觉的条件

据研究，能够引起嗅觉的物质必须具备以下几个条件：容易挥发、能溶解于水中、能溶解于油脂中。目前没有办法解释清楚嗅觉作用的运作情形。比较盛行的说法是：当有物质的气味进入任何一个嗅觉细胞膜内的凹洞时，细胞膜的结构就会有所改变，这一改变就形成了嗅觉感知的开始。人体的每个嗅觉细胞内部都含有一个嗅觉接收器，可以分为 7 种类型，它们各自负责着不同气味的感知。

虽然气味受体仅有大约 1000 种，不过它们可以相会结合形成大量组合和气味识别模式，这也是人类和动物能够辨别和记忆不同气味的基础。

嗅觉系统工作时，嗅觉受体细胞就发出神经纤维信息到嗅小球，那里大约有 2000 多个确定的微区嗅小球，嗅小球的数量大概是嗅觉受体细胞类型数量的两倍之多。嗅小球是很专业化地携带同种受体的受体细胞聚集其神经纤维进入相同的嗅小球，即来自具有相同受体的细胞的信息会到同一个嗅小球里，随后嗅小球激活僧帽细胞的神经细胞。

每种僧帽细胞只能由一个嗅小球激活，信息流的特定了下来。然后僧帽细胞将信号传输到大脑其他受体的信息整合成其中每种气味所具有的特受到识别的

嗅觉么原理生理学这个

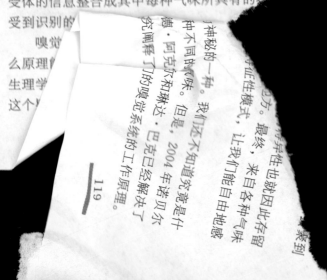

理查德·阿克塞尔和琳达·巴克在 1991 年合作发表了基础性的论文，宣布他们发现了含约 1000 个不同基因的一个气味受体基因大家族（占我们基因总数的 3%），这些基因形成了相同数量的嗅觉受体类型，而这些受体位于嗅觉受体细胞内。每一种嗅觉受体细胞仅拥有一种类型的气味受体，每一种受体能探测到有限数量的气味物质。所以，嗅觉受体通常只对某几种特殊气味持高度特异性。

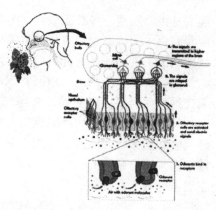

※ 人体嗅觉示意图

知识窗

酒渣鼻

酒渣鼻又叫做玫瑰痤疮，大多见于中老年人，损害特点是在颜面中部发生弥漫性潮红，伴发丘疹、脓疱及毛细血管扩张。引起酒渣鼻的原因现在还不十分确定，可能是在皮脂溢出基础上，因为颜面血管运动神经失调，毛细血管长期扩张导致的。

临床表现

1. 损害初发为暂时性红斑，继而持久不退，并伴有毛细血管扩张的症状。此后在红斑基础上成批出现丘疹，有的成为脓疱、脓性丘疱疹及结节。严重者局部组织肥厚，形成鼻赘。

2. 皮损发生于面部，尤其是鼻部及其两侧。

3. 刺激性食物，胃肠功能紊乱和内分泌障碍会诱发酒渣鼻的产生。

诊断

1. 根据本病临床表现特征便能诊断。

2. 酒渣鼻与普通痤疮有所不同，后者好发于青春期，皮损除侵犯面部外，胸背部也常受侵犯，常伴黑头粉刺，鼻部则不受侵犯。

预防与调养

……炎，多食新鲜蔬菜，不要食用辛辣、酒、浓茶等刺激性食物。
……避免情绪过多、过大的波动。
……过冷、过热及不洁净物品的刺激。

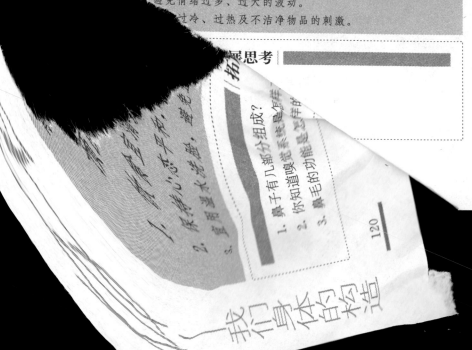

有趣的

1. 鼻子有几部分组成？
2. 你知道嗅觉系统是怎样传……
3. 鼻毛的功能怎样……

通常是由左右两个鼻腔组成。这两个鼻腔借助鼻孔与外界相通。两个鼻腔中间有鼻中隔，鼻中隔表面的黏膜与覆盖在整个鼻腔内壁的黏膜相连。嗅觉感觉的主要功能就是让我们的人体能够感觉到各种不同的气味。

我们的嗅觉上皮组织包围着休耳采氏细胞，这是嗅觉中枢所在。休耳采氏细胞的四周由鼻黏膜的支撑细胞包围着。休耳采氏细胞属于两极细胞，具有树突和轴突两种细胞质延伸物。树突是由一圆柱形部分和有嗅觉纤毛的黏膜芽状物构成，这些纤毛即构成了嗅觉的出发点。树突会渗入支撑细胞到达鼻黏膜的表面上，轴突则穿越筛骨板往大脑的方向去。吸入的空气中含有一些能够引起嗅觉的物质，这些物质穿越鼻黏膜到达上皮组织和嗅觉纤毛接触。嗅觉纤毛会刺激细胞质延伸物末端，即黏膜芽状物的细胞膜，把这一嗅觉刺激传送到休耳采氏细胞的细胞质。

◎引起嗅觉的条件

据研究，能够引起嗅觉的物质必须具备以下几个条件：容易挥发、能溶解于水中、能溶解于油脂中。目前没有办法解释清楚嗅觉作用的运作情形。比较盛行的说法是：当有物质的气味进入任何一个嗅觉细胞膜内的凹洞时，细胞膜的结构就会有所改变，这一改变就形成了嗅觉感知的开始。人体的每个嗅觉细胞内部都含有一个嗅觉接收器，可以分为 7 种类型，它们各自负责着不同气味的感知。

虽然气味受体仅有大约 1000 种，不过它们可以相会结合形成大量组合和气味识别模式，这也是人类和动物能够辨别和记忆不同气味的基础。

嗅觉系统工作时，嗅觉受体细胞就发出神经纤维信息到嗅小球，那里大约有 2000 多个确定的微区嗅小球，嗅小球的数量大概是嗅觉受体细胞类型数量的两倍之多。嗅小球是很专业化地携带同种受体的受体细胞聚集其神经纤维进入相同的嗅小球，即来自具有相同受体的细胞的信息会聚到同一个嗅小球里，随后嗅小球激活僧帽细胞的神经细胞。

每种僧帽细胞只能由一个嗅小球激活，信息流的特异性也就因此存留了下来。然后僧帽细胞将信号传输到大脑其他地方。最终，来自各种气味受体的信息整合成其中每种气味所具有的特征性模式，让我们能自由地感受到识别的气味。

嗅觉是我们人类感知器官中最为神秘的一种。我们还不知道究竟是什么原理能让我们识别和记忆约 1 万种不同的气味。但是，2004 年诺贝尔生理学或医学奖得主、美国的理查德·阿克塞尔和琳达·巴克已经解决了这个疑问，他们一系列的开创性研究阐释了我们的嗅觉系统的工作原理。

理查德·阿克塞尔和琳达·巴克在 1991 年合作发表了基础性的论文，宣布他们发现了含约 1000 个不同基因的一个气味受体基因大家族（占我们基因总数的 3％），这些基因形成了相同数量的嗅觉受体类型，而这些受体位于嗅觉受体细胞内。每一种嗅觉受体细胞仅拥有一种类型的气味受体，每一种受体能探测到有限数量的气味物质。所以，嗅觉受体通常只对某几种特殊气味持高度特异性。

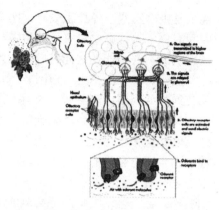

※ 人体嗅觉示意图

知 识 窗

酒渣鼻

酒渣鼻又叫做玫瑰痤疮，大多见于中老年人，损害特点是在颜面中部发生弥漫性潮红，伴发丘疹、脓疱及毛细血管扩张。引起酒渣鼻的原因现在还不十分确定，可能是在皮脂溢出基础上，因为颜面血管运动神经失调，毛细血管长期扩张导致的。

临床表现

1. 损害初发为暂时性红斑，继而持久不退，并伴有毛细血管扩张的症状。此后在红斑基础上成批出现丘疹，有的成为脓疱、脓性丘疱疹及结节。严重者局部组织肥厚，形成鼻赘。

2. 皮损发生于面部，尤其是鼻部及其两侧。

3. 刺激性食物，胃肠功能紊乱和内分泌障碍会诱发酒渣鼻的产生。

诊断

1. 根据本病临床表现特征便能诊断。

2. 酒渣鼻与普通痤疮有所不同，后者好发于青春期，皮损除侵犯面部外，胸背部也常受侵犯，常伴黑头粉刺，鼻部则不受侵犯。

预防与调养

1. 饮食宜清淡，多食新鲜蔬菜，不要食用辛辣、酒、浓茶等刺激性食物。

2. 保持心态平和，避免情绪过多、过大的波动。

3. 宜用温水洗脸，避免过冷、过热及不洁净物品的刺激。

拓展思考

1. 鼻子有几部分组成？

2. 你知道嗅觉系统是怎样工作的吗？

3. 鼻毛的功能是怎么样的？

身体的司令部——脑

SHENTIDESHINGBU——NAO

第四章

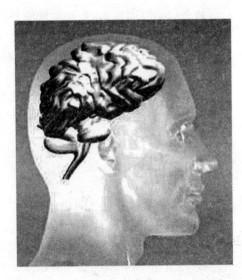

　　脑位于颅腔内，是中枢神经系统的重要组成部分。随着人类大脑科学的进一步发展，人类似乎终于发现了神经的来源地，那就是人的大脑沟回多，所以神经像山沟里的清泉一样，源源不断地流淌出来。人的大脑就好比是司令部，它发出指挥你的一切指令，你的一言一行都由大脑掌控。我们干任何事情都会"通知"大脑，大脑是人体的重要组成部分，人体的一系列活动都由它来传达。

脑袋的用处

Nao Dai De Yong Chu

脑 位于颅腔内，是中枢神经系统的重要部分。低等脊椎动物的脑比较简单，人和哺乳动物的脑特别发达，可分为大脑、小脑和脑干三部分。大脑包括端脑、间脑、中脑、脑桥和延髓，分布着许多由神经细胞集中而成的神经核或神经中枢，并有大量上、下行的神经纤维束通过，连接大脑、小脑和脊髓，在形态上和机能上把中枢神经各部分联系为一个统一的整体。脑各部内的腔隙称脑室，充满脑脊液。大脑控制着人的行动，也是智力的所在。

◎大脑的功能

大脑是人体的重要组成部分，它有三个基本功能。第一，可制定程序，调节和控制心理活动的联合区；第二，可调节紧张度或觉醒状态的联合区；第三，可接受、加工和保存来自外部信息的联合区。随着神经系统的进化，大脑的结构也变得越来越复杂，对机体的生存显示出愈来愈重要

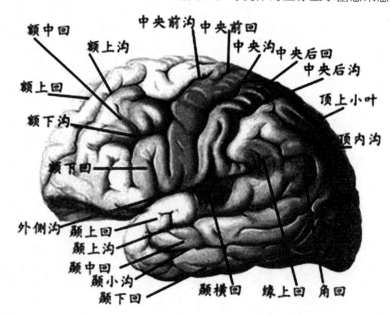

的作用。人脑是高度发达的组织，接受和处理来自体内、外环境的信息，并根据这些信息通过调控维持内环境的稳定，并指挥人体产生行动，达到适应环境和做出有利于机体自下而上反应的要求。所以，大脑还有一个重要功能就是信息处理，它可以将人体从外界环境接收的信息进行适当的处理。

而大脑为了更好地处理信息，就会把加式的任务交由大脑皮层处理，经过大脑皮层对不同信息的综合处理。皮层化使人脑具有强大的信息处理能力。脑的整体结构就是为有效收集信息并做精密的综合处理。人体的各个感官成为专门收集各类信息的机构。各种感官由感受器将反映不同类型环境信息的物理或化学信号转换成神经电脉冲信号。这种统一的电信号传入中枢，为进行信息的综合处理做好了准备。脑能较快形成信息处理能力与应付可能出现的新情况两方面的能力。因此，大脑是一种非常特殊的信息处理器，它能在使用中不断提高其处理能力。我们常说的"大脑越用越灵光"的原因就在于此。另外，如果大脑部分受到了损坏，它会做出小的改动并保证一定工作任务的完成。

◎了解大脑

大脑包括端脑、间脑、中脑、脑桥和延髓，还有很多的神经细胞和神经中枢，下面我们对此来进行解析。

大脑是神经系统最高级的部分，分为左、右两个大脑半球，两半球之间是由横行的神经纤维联系着。其中端脑是左右大脑半球和埋藏在大脑皮质内的基底核，其位于半球底部的白质中，由神经细胞集中而成。大脑皮层是表面的一层灰质，也是神经细胞的细胞体集中部分。人的大脑表面有很多往下凹的沟（裂），沟（裂）之间有隆起的回，这些沟和回大大增加了大脑皮层的面积。人的大脑皮层最为发达，它是思维的器官，主导着身体的一切活动，而且保持着机体和外界环境的平衡，因此大脑皮层是高级神经活动的物质基础。

在大脑皮层内部，有一种物质为髓质，其叫做白质。这些白质由神经纤维所构成的。另外还有海马结构，人们认为它是学习、记忆和遗忘的重要结构。海马结构包括海马和齿状回。在大脑半球的底面中脑两侧，可见海马回。海马回的内侧是海马沟，沟的上方即为锯齿状的齿状回。从中脑往外侧看，可见侧脑室下角底壁有一弓形结构，则为海马。其海马结构受损，导致病人出现前向健忘，即病人可以回忆起受伤前的往事，却记不住新学到的知识。这种遗忘的本身，这种情况的病人是无法察觉的。丘脑是间脑中最大的卵圆形灰质核团，位于第三脑室的两侧，左、右丘脑借灰质团块（称中间块）相连。丘脑是产生意识的核心器官，丘脑中先天遗传有一种很特殊的结构——丘觉，丘觉是自身蕴含意思并能发放意思的结构。当丘觉发放意思时，人就由此产生了意识。

◎小脑

小脑与脑干都是大脑的一部分，在大脑的后下方，分为中间的蚓部和两侧膨大的小脑半球，表层的灰质即小脑皮层，被许多横行的沟分成许多小叶。小脑的内部由白质（白质称髓质）和灰色的神经核所组成，内含有与大脑和脊髓相联系的神经纤维。小脑的主要功能就是保持身体的平衡，协调骨骼肌运动，并维持和调节肌肉紧张。

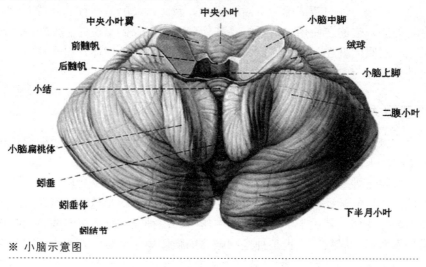

中央小叶翼　中央小叶　小脑中脚
前髓帆　　　　　　　　　　　　　绒球
后髓帆　　　　　　　　　　　　小脑上脚
小结　　　　　　　　　　　　　　二腹小叶
小脑扁桃体
蚓垂
蚓垂体　　　　　　　　　　　下半月小叶
蚓结节

※ 小脑示意图

◎脑干

脑干由中脑、脑桥和延髓三部分构成。其上接间脑，下连脊髓，背面与小脑连接，并同位于颅后窝中。脑干的背侧与小脑之间有一空腔，是脊髓中央管的延伸，叫做第四脑室。脑干也由灰质和白质构成。脑干的灰质仅延髓下半部与脊髓相似，其他部分不形成连续的细胞柱，而是由机能相同的神经细胞集合成团块或短柱形神经核。神经核分两种，一种是与第3～12对脑神经相连的脑神经核；另一种是主要与传导束有关的神经核，像网状结构核团。脑干中有许多重要神经中枢，如心血管运动中枢、呼吸中枢、吞咽中枢，以及视、听和平衡等反射中枢。

◎脑神经

　　脑神经也叫做颅神经，它是由脑发出的左右成对的神经，共 12 对。它依次为嗅神经、视神经、动眼神经、滑车神经、三叉神经、展神经、面神经、位听神经、舌头咽神经、迷走神经、副神经和舌头下神经。12 对脑神经连接着脑的不同部分，并由颅底的孔裂出入颅腔。这些神经主要分布于头面部，其中迷走神经还分布到胸腹腔内脏器官。另外，12 对脑神经所含的纤维成分不同。按照纤维成分和功能的不同，脑神经可分为三种神经，即感觉神经、运动神经和混合神经。

　　感觉神经主要包括嗅神经、视神经和听神经三种，这三种神经是通过感觉而做反应的。运动神经包括动眼、滑车、展、副和舌头下神经；最后一种是混合神经，有三叉、面、舌头咽和迷走神经。近年来的研究证明，在一些感觉性神经内，含有传出纤维，而在许多运动性神经内，含有传入纤维。脑神经的运动纤维，由脑与内运动神经核发出的轴突组成；感觉纤维是由脑神经节内的感觉神经元的周围突组成，其中枢突与脑干内的感觉神经元形成突触。人类由 1～7 条神经纤维束组成神经丛，然后由此发出神经纤维，经筛板的网孔进入鼻腔，主要分布于嗅区上皮的血管和腺体。

▌知 识 窗

　　1955 年，美国科学家哈维开始对爱因斯坦的大脑进行研究，他从躯体中取出大脑，小心地放在天平上称得的结果是 1230 克，哈维有点失望，因为爱因斯坦的大脑，并非有想象的重，而美洲或欧洲男性大脑的平均重量约 1400 克。所以，哈维无法根据大脑重量来确定爱因斯坦大脑的秘密。同时，早在 100 年前，法国医生布罗卡就对无数个大脑进行了体积和重量的研究，企图找出脑子的大小与智慧的关系，结果以失败告终。因为，一边是呆子的大脑，另一边是天才的大脑，两者大小差不多而重量都接近 1200 克！

▌拓展思考

1. 你知道大脑有几个基本功能吗？它们分别是什么？
2. 小脑内部由什么构成？
3. 脑神经总共有多少对？

大脑是怎么记住事情的

Da Nao Shi Zen Me Ji Zhu Shi Qing De

记忆是人类心智活动的一种，是居于心理学或脑部科学的范畴。记忆代表着一个人对过去活动、感受、经验的印象累积，有很多种分类，这主要根据环境、时间和知觉来分类。例如，在生活中，我们记着身边的人和事；学习中，我们记着许多英语单词；在工作中，我们会记

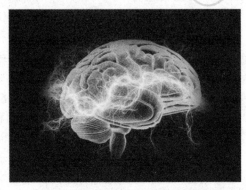

住需要做什么。那么这些记忆都是从哪里来的呢？那就是我们伟大的大脑。

◎记忆的作用

记忆作为一种基本的心理过程，与其他心理活动相互紧密联系。记忆是大脑对过去的经验所做出的反映，例如过去感知过的事物、思考过的问题、体验过的情绪与情感、做过的动作等，都可能保存于头脑中。在知觉中，人的过去经验有非常重要的功能，如果人们没有记忆，那么就不能分辨和确认周围的事物。

记忆包括识记、保持、再认与重现四个过程。从主体的参与角度来看，记忆可分为无意记忆和有意记忆。从记忆保持的时间角度来看可分为：瞬时记忆、短时记忆、长时记忆。记忆是大脑通过对过去经验、识别留于大脑中的各种映像。在解决复杂问题时，由记忆提供的知识经验起着重大作用。近年来，认知心理学家把记忆的研究摆到了重要的位置，其缘由也在这里。

记忆联系着人的心理活动的过去和现在，是人们学习、工作和生活的基本能力。学生凭借记忆，才能获得知识和技能，不断增长自己的才干；演员借助记忆，才能准确的表达自己各种感情、语言和动作，完成艺术表演。人们要发展动作机能，如行走、奔跑和各种劳动机能，就必须得保存

动作的经验。人们要发展语言和思维，也必须保存词句和概念。在个体心理发展中，记忆也有重要的作用。可见经验的累积、心理的发展都得靠记忆来完成。另外，一个人某种能力的出现，一种好的或坏的习惯的养成，一种良好的行为方式和人格特征的培养，也都是以记忆活动为基础的。

人脑大约有 140 亿个神经元。这 140 亿个神经细胞之间的突触联系的数字是难以用数学上的概念来统计的。正是这样的结构，才使大脑形成了一个庞大的信息库，科学家认为，人大脑的储存信息的容量相当于 10 亿册书的内容，由此可见，我们的大脑可以容纳下无穷无尽的记忆。

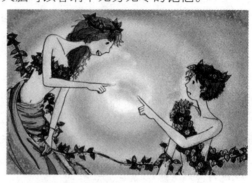

人脑可以对经验过的事物进行识记、保持、再现或再认。识记即识别和记住事物的特点和联系，它的生理基础为大脑皮层形成的相应的暂时神经联系；保持是将暂时联系以痕迹的形式留存于脑中；再现或再认则为暂时联系的再活跃。通过识记和保持可积累知识经验。通过再现或再认可恢复过去的知识经验。从现代的信息论和控制论的角度来看，记忆就是人们把在生活和学习中获得的大量信息进行编码加工，输入并储存于大脑里面，在必要的时候再把有关的储存信息提取出来，应用于实践活动的过程。将二者结合起来，可以将记忆的含义表述得更确切一些。所谓记忆，就是人们对经验的识记、保持和应用过程，也是对信息的选择、编码、储存和提取过程。

◎记忆的分类

记忆不像感知觉那样反映当前作用于感觉器官的事物，而是对过去经验的反映。按照记忆内容的角度可以将记忆分为五类：

情绪记忆：对自己体验过的情绪和情感的记忆；

语义记忆：又叫词语－逻辑记忆，是用词语概括的各种有组织的知识的记忆。

动作记忆：对身体的运动状态和动作机能的记忆；

形象记忆：即对感知过的事物形象的记忆；

情境记忆：对亲身经历过的，有时间、地点、人物和情节的事件的记忆。

记忆是包括人脑对输入的信息进行编码、存储和提取的过程，若按信息的编码、存储和提取的方式不同，以及信息存储的时间长短的不同，可以将记忆分为瞬时记忆、短时记忆、长时记忆三个系统。

瞬时记忆又叫感觉记忆或者感觉登记，是指外界刺激以极短的时间一次呈现后，信息在感觉通道内迅速被登记并保留一瞬间的记忆。一般又把视觉的瞬时记忆称为图像记忆，把听觉的瞬时记忆叫做声像记忆。

短时记忆是指外界刺激以极短的时间一次呈现后，保持时间在 1 分钟以内或是几分钟的记忆。

长时记忆是指外界刺激以极短的时间一次呈现后，保持时间在 1 分钟以上的记忆。

真的很难想象没有记忆的人会是什么样子。我们知道，记忆在人们的生活实践中无时不有，无处不在。它是人的生理、心理活动的一种本质特征。人生是充满活力和创造力的，而一切活力与创造力都离不开记忆这个源泉。一旦失去了记忆，人的行为就一定会失去活力和创造力，甚至会失去许多属于本能的东西，人就很难正常生活下去。人类之所以能够认识世界、改造世界而成为万物之灵，关键就在于人类拥有卓越的思维能力和记忆能力。正是依靠这些思维、记忆能力，人类才得以学习、积累和应用各种知识、经验，才能不断地推动历史的发展和社会的进步。正是这种记忆能力让人们充满了灵性，充满了活力。

离开了记忆，个体就什么也学不会，他们的行为只能由本能来决定。所以，记忆对人类社会的发展也有重要的作用，在一定意义上也可以说，没有记忆和学习，就没有我们现在的人类文明。

◎锻炼大脑

大脑是可以通过锻炼来加强的，一成不变的生活模式和呆板的行为影响了大脑的开发和应用，在生活中可以试试简单实践的大脑体操，让你的大脑变得更强健！

即使是初学者，面对需要动脑思考、判断、布局的游戏（如桥牌、西洋棋、象棋），每一步也能想出 10 种以上的方法。美国纽约爱因斯坦医学院一项历时 21 年的研究发现，每星期至少玩一次游戏（如西洋棋、桥牌等）的老年人，比不玩游戏的老年人罹患老年痴呆症的机会减少 50%。

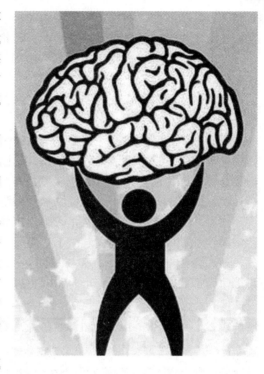

玩些小游戏电动玩具、小钢珠能训练快速反应能力，并且使大脑在快速集中注意力后得到相对放松。工作之余不妨玩丢纸团游戏：背对垃圾桶约 2 米处，手拿纸团迅速转身将纸团丢进垃圾桶。

一成不变的生活方式会扼杀脑力。打破生活惯例，创造新经验，对大脑有益。比如挑选全新的路线上班、上学、购物，搜寻新路上有什么声音、哪种味道、哪种风景，每天到不同的餐馆吃饭，尝新滋味，让感官经验变得多元化。

去旅行吧！旅行的意义在于开阔视野、感受新环境的刺激。如果有条件，可以选择自助旅行，最好能租车或搭乘大众交通工具。到当地的市集逛逛，与当地人聊天，使大脑保持能随时面对新问题的最佳状态。意想不到的经历将使大脑神经细胞有机会发展新联结。

听听音乐也有利于大脑的发展。虽然听莫扎特音乐可以改善空间感、促进大脑逻辑发展的说法被认为是媒体断章取义和市场炒作的结果，但是音乐对大脑的积极作用是毋庸置疑的。

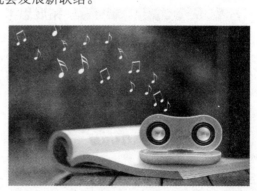

多看看书同样对大脑有好处。阅读时带动视觉皮质，手

要翻书、眼睛要动，书本上的字转成音储存到前脑变成意。阅读可以提升智能。每读一个字就会激发相关的字，因此也可以提升创造力和想象力。

多观察、勤动手，激活多种感官做同一件事，加入平常少用的感官，如嗅觉、触觉，避开大脑预期的模式，可以建立新的神经联结地图。例如：回家时闭起眼睛找电灯开关，回忆拖鞋放在哪儿、桌椅在哪儿、房间的方位等。

运动可以刺激天然抗忧郁荷尔蒙脑内啡的释放，减轻压力。而打球或做家务等可以压抑掌管情绪的杏仁核，不让坏情绪来捣蛋。有氧运动则会促进身体新陈代谢，将氧气充入头脑。每天 15 分钟的快走可以让体能保持在良好的状态，而且可以减缓脑神经细胞流失速度。

学会休息，大脑体操是阻止大脑累到极限。斯坦福大学研究发现，实验室动物长期暴露在压力荷尔蒙下，海马记忆学习中枢会出现萎缩现象。

压力会让你无法集中注意力，大脑记忆能力也降低。专家建议，工作再忙每天都要留半小时到一小时时间整理思绪，静坐、冥想都是释压的好办法。

► 知 识 窗

一般而言，人的大脑有四个记忆高潮。

清晨起床后，大脑经过一夜休息，此刻学习一些难记忆而又必须记忆的东西较为适宜。这是第一个记忆高潮。上午 8 点至 11 点是第二个记忆高潮。此时体内肾上腺素分泌旺盛，精力充沛，大脑具有严谨而周密的思考能力。第三个记忆高潮是下午 6 点到 8 点，不少人利用这段时间来回顾、复习全天学习过的东西，加深记忆，分门别类，归纳整理。睡前一小时，是记忆的第四个高潮。利用这段时间对难以记忆的东西加以复习，不易遗忘。

| 拓展思考 |

1. 大脑是怎么记住事情的？
2. 记忆可以分为几类？
3. 人没有记忆会怎样？有什么办法能提高你的记忆？

强

第五章

韧的骨骼和健壮的肌肉

QIANGRENDEGUGEHEJIANZHUANGDEJIROU

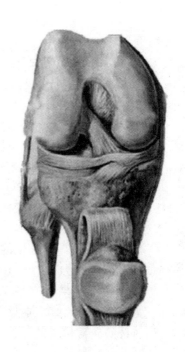

　　骨骼是人体的框架，在人体的构成中起着非常大的作用，是人体运动系统的组成部分。肌肉是人们对肌肉组织和皮下脂肪组织的简称，肌肉组织是身体运动的主体，对人体的正常运动有着重要的影响。

支撑人体的骨骼

Zhi Cheng Ren Ti De Gu Ge

◎骨骼的三大支柱

骨质、骨髓和骨膜是骨的三大支柱。骨本身具有丰富的血管和神经组织，它是组成脊椎动物内骨骼的坚硬器官。骨骼具有制造红白血球的功能，骨骼还是人们日常身体活动必不可少的支撑。此外，骨骼还可储藏矿物质。因此，没有骨骼也就不会有人类的健康成长。矿物质化的骨骼组织是骨骼的成分之一，在它的内部有坚硬的蜂巢状立体结构。而对于其他组织还包括骨髓、骨膜、神经、血管和软骨。

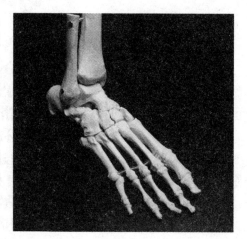

◎骨骼的形式

骨骼是人体的支柱，担任着支撑身体的使命，也是人体运动系统家族中的重要成员。通常来讲，人体有206块骨，包括头颅骨、躯干骨、上肢骨、下肢骨四大部分。骨与骨之间是用关节和韧带连接的。据医学研究，儿童的骨头比大人的多，初生婴儿的骨头竟多达305块。不过，随着年龄的成长，有些骨骼会逐渐合成一起，比如，儿童的骶骨有5块，长大成人后合为1块了；儿童的尾骨有4～5块，慢慢地会合成1块；儿童有2块髂骨、2块坐骨和2块耻骨，成人有2块髋骨。儿童发育成熟后就变成了正常的骨块。

◎人体骨骼的分类

人体的骨骼包括有机物和无机物。蛋白质在有机物中占有很大比例，能使骨骼具有一定的韧度；而无机物主要是钙质和磷质，可使骨具有一定的硬度。所以，人骨既有韧度又有硬度。不过，人在不同的年龄，由于骨的有机物与无机物所占的比例不同，柔韧度和硬度也会有很大的变化。对于儿童的骨骼而言，所含的有机物要多于无机物，所以，儿童身体的柔韧性都比较好，身体可塑性强；人到了老年，无机物的含量增加，人的骨头变得又硬又脆，很容易出现骨折。

　　骨骼在人体构造上具有重要的位置，同时它担任的任务也很繁重。它具有效地保护内部器官的功能，如颅骨可保护大脑、肋骨可保护胸腔等。同时，骨骼对于构成人体的骨架起着很大的作用，如果没有骨骼的生长，将很难维持人体的姿势。此外，骨骼还具有一定的造血功能和运动、贮存

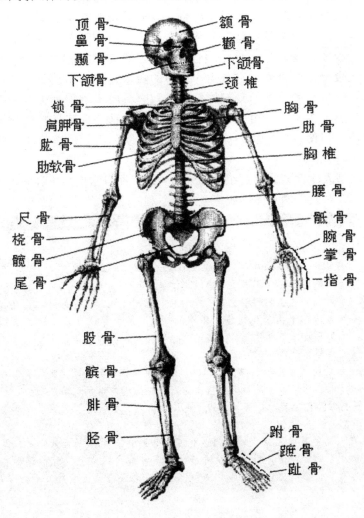

功能。毫无疑问，骨骼在我们的生命过程中具有举足轻重的作用。

接下来我们应该了解的是骨骼有千奇百怪的形状。骨骼的内在和外在结构都很复杂，这可以使骨骼在减轻重量的同时保持坚硬。此外，人类的骨骼有五种形态，主要有长骨、短骨、扁平骨、不规则骨和种子骨。

长骨在长度上总是令其他骨形态望尘莫及，这也是长骨名字的由来。包括一个骨干、两个骨骺和其他骨骼形成关节。但是，长骨的一大部分是由致密骨组成的，中间的骨髓腔有许多海绵骨和骨髓。对人体而言，除了膝盖骨、腕骨、掌骨、跗骨和构成腕关节和踝关节的骨骼外，大部分的四肢骨是由长骨（包括三块指骨）组成的。而短骨呈立方状，致密骨的部分比较薄，中间是海绵骨，我们的腕关节和踝关节是由短骨和种子骨构成。扁平骨的特征是薄而弯曲，它由两面致密骨和夹在中间的海绵骨组成，我们的头骨和胸骨堪称扁平骨的杰出代表。不规则骨，即形状比较奇怪的骨骼，它是由一层薄的致密骨包着海绵骨组成的，显然不适用以上三种分类。我们的脊椎骨和髋骨属于不规则骨。种子骨是包在肌腱里的骨头，它可以使肌腱远离关节，种子骨还具有增加肌腱弯曲的作用，可使我们的肌肉能够更有力地收缩，例如，膑骨和豆状骨都属于种子骨。

骨骼是人体框架的重要组成部分，所以，在日常生活中，应保护好骨骼，否则，对我们的身体健康将会非常不利。

■ 知 识 窗

·骨骼的作用·

1. 支持作用：骨骼组成了人体的各个部分，是身体的重要支架。无法想象如果人类没有骨骼，这将会是多么可怕的一件事。

2. 保护作用：人类的骨骼如同一个框架，保护着人体重要的脏器，使其尽可能的避免外力的"干扰"和损伤。颅骨保护着大脑组织，脊柱和肋骨保护着心脏、肺，骨盆骨骼保护着膀胱、子宫等。一旦丧失骨骼的保护，我们的五脏器官就会时常受到外界冲击的威胁。

3. 运动功能：骨骼与肌肉、肌腱、韧带等组织密切配合，使我们能够在大地上自由地行走。骨骼提供运动必需的支撑，肌肉、肌腱提供运动的动力，韧带的作用是保持骨骼的稳定性，使运动得以连续地进行下去。所以，我们说骨骼是运动的基础。

4. 代谢功能：骨骼对人体的代谢有直接的影响。骨骼中大量的钙、磷及其他有机物和无机物，是体内无机盐进行代谢不可缺少的成分。骨骼还参与人体内分泌的调节，影响体内激素的分泌和代谢。骨骼还与体内电解质平衡有关。

5. 造血功能：在我们年龄比较小的时候，骨骼拥有非常强大的造血功能，骨髓腔内居住着许多造血细胞，它们直接参与血液的形成。长大以后，部分松质骨内仍存在具有造血功能的红骨髓。

| 拓展思考 |

1. 骨主要由什么组成？
2. 骨骼在人体中起到了什么作用？
3. 骨骼都有什么功能？

有趣的人体——我们身体的构造

人体的"大弹簧"——脊柱

Ren Ti De "Da Tan Huang" ——Ji Zhu

在人体构成中，脊柱担任着主要角色。它包括 24 块椎骨、1 块骶骨和 1 块尾骨。脊柱是人体的重要部位，它位于背部的正中间，上从颅骨，下至髋骨，中附肋骨，是胸廓、腹腔和盆腔三个地方的坚固后壁。

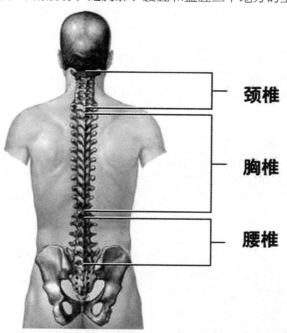

颈椎

胸椎

腰椎

脊柱是我们庞大身躯的支柱，它担任着四大光荣使命，分别是支持躯干、保护内脏、保护脊髓和进行运动。当我们站着的时候，重心在上部通过齿突至骨盆，这位于第 2 骶椎前左方约 7 厘米处，相当于髋关节额状轴的后方，膝、踝关节的前方。脊柱的上端承托头颅、胸部与肋骨结成胸廓。上肢借助肱骨、锁骨和胸骨以及肌肉与脊柱相连，下肢借骨盆与脊柱相连。然而，人体上肢的各种活动都能通过脊柱调节，以保持身体的平衡。但是，脊柱就如一个弹簧，具有两面性，既能帮助我们增加身体的稳定性，又能促进腰间盘吸收震荡。当我们奔跑或跳跃时，它就会立刻投入工作，保护颅骨及大脑。另外，它又与肋、胸骨和髋骨参与了人体胸廓和骨盆的组成，同时脊柱也担任着保护胸腔和盆腔脏器的使命。

除了上文所提到的功能外，脊柱自身还具备一项技能，那就是灵活的运动。尽管夹在两椎骨间，地盘很小。但积少成多，脊柱就可进行较大幅度的运动，其运动方式包括屈伸、侧屈、旋转和环转等项。脊柱各段的运动度是不相同的，而这是因为受椎间盘厚度、椎间的关节方向等因素的制约。骶部完全不动，胸部运动很少，颈部和腰部则比较灵活。我们站着的时候，利用身体所引的垂直重力线在第7颈椎和第1胸椎处通过椎体，经胸椎之前下降，再于胸腰结合部越过椎体，经腰椎后方并穿过第4腰椎至骶骨岬再经骶骨前方、骶髂关节而传至下肢。脊柱对外界的重力很敏感，会随重力不同而改变弯曲度，特别是颈曲与腰曲受重力的作用更为明显。

◎组成部分

脊柱是骨骼大家族的重要成员，同时也是构成我们身体的支柱。它上端接颅骨，下端达尾骨尖，自上而下分别是颈、胸、腰、骶、尾，上部长而灵活，好似支架，悬挂着胸壁和腹壁；下部短，比较固定。在日常的生活中，我们身体所受的重量和震荡都是通过脊柱传达至下肢的。

脊柱主要包括脊椎骨和椎间盘，它们具有柔软和灵活的特征。脊柱的弯曲程度会随着外界的重力而改变。脊柱能否活动或活动的强度都取决于椎间盘的完整及相关脊椎骨关节突间的和谐。

锥体是构成脊柱的主要元件，占到脊柱长度的3/4，而椎间盘则只占整个长度的1/4。脊柱包括26块脊椎骨，这些脊椎骨靠韧带来维持自身的稳定性，又因彼此之间有椎骨间关节相连，所以具有相当程度的活动。各个椎骨的活动

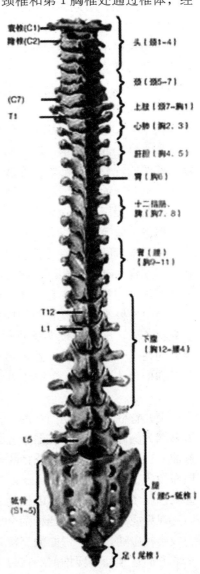

寰椎(C1)
枢椎(C2)
头（颈1~4）

(C7)
颈（颈5~7）
T1
上肢（颈7~胸1）

心脏（胸2、3）

肝胆（胸4、5）

胃（胸6）

十二指肠
脾（胸7、8）

肾（腰）
（胸9~11）

T12
L1
下腹
（胸12~腰4）

L5

腰（腰5~骶椎）

骶骨
(S1~5)

足（尾椎）

范围是很少的，然而一旦所有的椎骨一起活动，其活动范围就增加了很多。

◎形成过程

脊柱经历了漫长的形成过程，生骨节细胞围绕脊髓和脊索最终形成了脊柱。胚胎在刚开始的时候，会从侧体节腹内侧面分出一团间充质细胞，为生骨节。生骨节逐渐移向中线脊索周围。起初，生骨节组织的节段围绕着脊索与体节对应，渐渐地，每个生骨节的尾端部分都会变得十分致密，并和下位生骨节的头端连接起来，形成新的节段，即后来的椎体。在椎体形成后不久，它的背面产生了密集的间充质，形成神经弓，包围脊髓。在它的腹面产生了肋突，肋突又在胸椎形成肋骨，在颈、腰椎处与横突相合。椎骨原基形成软骨，后骨化为椎体。椎体中的脊索完全退化，但脊索却保留下来，并最终形成髓核。髓核周围的纤维组织分化成纤维软骨环，与髓核共同构成椎间盘。在日常生活中，我们有时也会见到骶尾部的脊索组织残留的现象，伴随着这些残留飞速地增长，就变成了我们非常熟悉的肿瘤，从而压迫到周围组织，致使患者产生腰骶痛及盆腔脏器功能障碍。

生肌节组织居住在骨节的旁边，最开始时和生骨节站在同一起跑线上，但当生骨节重新组合之后，它的位置则发生了变化，逐渐发育成了处于两相邻椎骨间的成脊旁肌肉原位于生骨节间的动脉，此时处于椎体腰部，形成脊间动脉，即以后的肋间动脉及腰动脉。而在两椎骨间有一重要人体系统，即脊神经，它是通过椎间孔与脊髓相接形成的。

新生的椎骨在椎体和两侧椎弓处分别建立了一个骨化中心。经历一个春夏秋冬后，胸、腰椎两侧椎弓完全融合。颈椎第 2 年初融合。骶骨较晚，约在 7～10 岁融合，且常融合不良，形成脊柱裂。在颈椎大约有 3 岁时，胸椎为 4～5 岁，腰椎为 6 岁，骶椎为 7 岁或更晚时，椎弓与椎体融合。

婴儿脊柱之所以向前弯曲，是因为胸椎后凸和骶骨后凸。这两个弯曲能够增大胸腔、盆腔对脏器的容量。婴儿出生时，颈部起初呈稍凸向前的弯曲，当生后 3 个月，婴儿抬头向前看时，即形成了永久性向前凸的颈曲以保持头在躯干上的平衡。一般来讲，当孩子 1 岁半时开始练习走路，因此又出现了前凸的腰曲，以使幼儿的身体在骶部以上直立。

在完成两个原发后凸和两个继发前凸后，当人们保持身体直立时，重力线会相应通过各个弯曲的交接处，然后向下以髋关节稍后方，膝踝关节稍前方而达地面。腰椎前凸在每个人并不一致，女性前凸较大。青年性圆背患者，或老年性驼背患者，为保持直立位，腰椎前凸亦增加。老年人椎间盘蜕变后，颈椎及腰椎前凸可减少。脊柱弯曲下来为椎间盘减少振荡，然而支撑的力量没有以前强大了，长期如此，会触发一系列的疾病，也容易造成我们常见的腰痛病。

我们把脊柱增加前凸的现象定义为前凸，腰椎及骶骨水平位的人比较容易出现这种现象。过大的弧形后凸常见于胸部，如为骤弯则称为成角畸形，常见于骨折、结核。如果脊柱发生了向一侧凸出，则称为侧凸。前凸和侧凸，都是身体不健康的表现，直接制约着脊柱的承重和传递功能，会引起腰痛。

知 识 窗

　　未成年时出现的脊柱弯曲异常通常都是暂时性的，只要我们养成良好的书写和走路习惯就能在短时间内恢复原状。为了预防和矫治脊柱弯曲异常，要注意培养良好的读写姿势，读写时身体要正直，两肩齐平；站立时挺胸收腹，不扭腰斜肩，双腿伸直，重心在两脚上；走时保持站立的正确姿势，迈步大小适当，双臂自然摆动，头正视前方。假设非常不幸地患上了脊柱弯曲异常的疾病，可以就弯曲性质和部位及时矫正，驼背者要经常提醒自己挺胸，像左侧弯者可将左上臂举起，身子向右作侧弯运动，使两侧肌肉的紧张度逐渐相等。日常多做一些有利于身体全面发展的运动，如跑、跳、打球、游泳、垫上运动等，加强全身血液循环，使局部肌肉得到充分的营养供应，这对预防和矫正脊柱变形有很大的好处。多进行锻炼是打败各种脊柱弯曲疾病的最有效武器。

拓展思考

1. 你知道脊柱在人体中的位置吗？
2. 脊柱有哪些功能？
3. 脊柱是怎么形成的？

灵巧的关节

Ling Qiao De Guan Jie

◎关节是什么

关节密切参与着我们身体的一举一动，像伸展力、剪切力、扭转力的传输以及其他各种运动。而关节生长的位置和我们的生命所处的阶段都直接影响着关节的功能。关节有很多种分类方法，从简单到复杂不等。

顾名思义，关节就是骨与骨连接的地方，关节如果具有活动的本领就叫活动关节，当然，不具备活动本领的关节就叫不动关节。活动关节，像肩、肘、指、髋、膝等。关节由关节囊、关节面和关节腔构成。关节囊包围在关节外面，关节内的光滑骨被称为关节面，关节内的空腔部分为关节腔。正常时，关

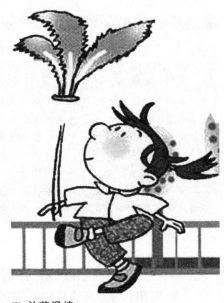

※ 关节锻炼

节腔内有少量液体，以减少关节运动时的摩擦。关节发生病变时会出现关节积液和肿大等一系列症状。关节的四周生长着大量的肌肉，它们具有伸、曲及环转等功能。

与日常生活不同，在学术上关节有双重含义：其一是解剖部位名，即骨与骨相接的地方，能进行屈曲、伸展、旋转活动等，称为关节。如肩关节、肘关节、髋关节、指（趾）关节等等；另有不能屈伸、旋转活动者则为不动关节，如腰骶关节，骶尾关节等；其二则系疮疡痈疽病势发展之时日顺序之名词。这两重含义的关节，有本质的区别，所以在使用中千万不能混淆。

我们身上的各种关节都具有自己独特的功能和个性，其基本结构都为

关节面、关节囊和关节腔。关节面是指骨与骨相接的光滑面，关节面上有一层软骨覆盖，我们称其为关节软骨；关节囊则是由结缔组织组成，它附着于关节面周围的骨面上，可分为内外两层，外层为纤维层，由致密结缔组织构成，在关节的内层有一个滑膜层，由薄层疏松结缔组织构成，可分泌滑液，具有润滑的功能；最后，关节腔则是指关节软骨和关节囊间所密闭的腔隙。

◎生病的关节

关节肿胀出现的原因是关节积液或关节囊及周围软组织充血、水肿、出血和发炎等。

关节退行性变是指关节软骨随着年龄增长而缓慢发生老化的软骨变性、坏死、溶解，并逐渐被纤维组织或纤维软骨所代替。

关节强直包括骨性强直和纤维性强直两部分。

我们常见的关节脱位是因为关节骨端的脱离、错位所致，根据程度不同又可以进一步划分为完全脱位和半脱位。

关节破坏是指由关节软骨及其下方的骨性关节面骨质被病理组织所侵犯、代替所致。

◎人体主要的关节

躯干骨主要包括脊柱骨、肋骨和胸骨。将这些骨连接在一起的便是构成脊柱和胸廓。

脊柱的大家族成员有24块椎骨、1块骶骨和1块尾骨。其中，24块椎骨包括7块颈椎、12块胸椎、5块腰椎。

胸廓主要由中胸椎、肋骨、肋软骨和胸骨组成。胸骨位居胸前正中部。

上肢骨家族的主要成员有锁骨、肩胛骨、上臂和肱骨、前臂和尺骨及桡骨和手的8块腕骨，5个掌骨和14节指骨。

腕骨又包括近侧排腕骨和远侧排腕骨两部分，前者拇指侧向小指侧，由舟骨、月骨、三角骨和豆骨组成；远侧排依次为大多角骨、小多角骨、头状骨和钩骨。掌骨由拇指向小指依次称第一、二、三、四、五掌骨。指骨除拇指为两节，其余各节为三节，共计14节。指骨是由身体的近端到远端，分别为第一（近），第二（中）和第三（远）指节。

肩关节是由关节囊包围肱骨头和肩胛骨的关节盂而构成的。因肱骨头的关节面大，呈半球形，肩胛骨关节盂小而且浅，加上关节囊松而薄，因此，肩关节活动比较灵活。这也是全身较易脱位的关节之一。

肘关节是一个复关节，它是由三个关节共同存在于一个关节囊形成。

肱尺关节是构成肘关节的主关节，主要由肱骨滑车与尺骨滑车切迹而成，可展伸140度。

肱桡关节由肱骨小头和桡骨的关节凹构成，只能用作曲伸和回旋运动。

桡尺近侧关节由桡骨环状关节面与骨上端的桡切迹形成。

当伸肱时，前臂与上臂不在一条直线上，而在两臂之间形成一开向外侧的角度，这个角叫提携角（男性约为165度，女性约135度）。

腕掌关节是由下排腕骨与掌骨共同构成。拇指腕掌、小拇指掌关节可以做屈伸、收展、对掌和环转等运动，其余三个腕掌关节基本上不动。其中，能做坏转运动的只有拇指。

髋关节是由髋臼和股骨头组成。由于髋臼较深，能容纳股骨头的2/3，而且髋关节囊及周围的肌肉又比较强厚，所以稳固性比肩关节大。此外，髋关节也是易脱位的一个关节，仅次于肘关节和肩关节。

膝关节是由股骨下端的关节面、胫骨上端的关节面和髌骨关节面而构成。滑膜腔被两条交叉韧带分割。前、后两条交叉韧带具有防止胫骨前、后移位的作用。膝关节内有月牙状的关节盘，叫半月板，其内侧大，外侧小。当膝关节半屈于内旋或外旋位时，突然的强力伸膝运动，可使半月板

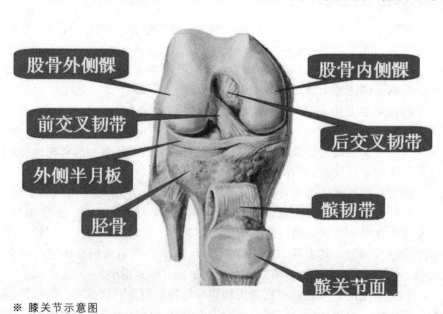

股骨外侧髁　股骨内侧髁　前交叉韧带　后交叉韧带　外侧半月板　胫骨　髌韧带　髌关节面

※ 膝关节示意图

有趣的人体——我们身体的构造

损伤。膝关节是比较坚韧的，关节囊的前壁有髌骨和髌韧带，两侧有胫、腓部副韧带。此外，后方还有斜韧带。

踝关节是从胫骨下端及内踝、腓骨外踝与距骨所组成，属于滑车关节。踝关节负重最大，关节面比较小，但踝关节囊有韧带加强，内侧韧带从内侧将内踝、足舟骨、距骨与跟骨连接。因为踝关节周围的韧带强而有力，所以在踝扭伤时，即使内外踝发生了骨折，韧带也不会受损。

▶知识窗

关节炎是风湿病最常见的症状之一，但有关节炎不一定有风湿病，且风湿病患者不一定出现关节炎。

不同的关节炎，其病因及临床表现、治疗及转归方面均不一。关节炎的病因复杂，主要与炎症、自身免疫反应、感染、代谢紊乱、创伤、退行性病变等因素有关。

临床常见的关节炎主要包括以下几种：类风湿关节炎、骨关节炎、强直性脊柱炎、痛风性关节炎、反应性关节炎、感染性关节炎、创伤性关节炎、银屑病关节炎、肠病性关节炎。另外，其他全身性疾病的关节表现包括系统性红斑狼疮、肿瘤、血液病等。

疼痛是关节炎最主要的表现，肿胀是关节炎症的常见表现，与关节疼痛的程度不一定相关。关节疼痛及炎症引起的关节周围组织水肿，导致关节活动受限。慢性关节炎患者由于长期关节活动受限，可能导致永久性关节功能丧失。此外，急性感染关节炎还会出现关节红肿。

|拓展思考|

1. 滑膜层由什么构成？有什么作用？
2. 常见的关节肿胀是由什么引起的？
3. 关节脱位是怎么一回事？

收缩自如的肌肉

Shou Suo Zi Ru De Ji Rou

在人体的身体结构中，肌肉是肉体的重要组成部分。肌肉是人们对肌肉组织和皮下脂肪组织的简称，组成肌肉的肌细胞的形状细长，呈纤维状，故肌细胞通常被称为肌纤维。肌肉组织是身体运动的主体，对人体的正常运动起着重要的作用。

人体上有600块肌肉，每一块肌肉都是一个隐藏的身体器官，躯干肌可分为背肌、胸肌、腹肌和膈肌；人体头上的头肌可分为面肌和咀嚼肌两部分；下肢肌按所在部位分为髋肌、大腿肌、小腿肌和足肌等。

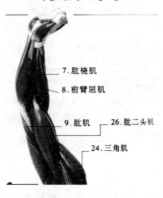
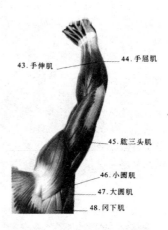

上肢肌肉：

7.肱桡肌
8.前臂屈肌
9.肱肌　26.肱二头肌
24.三角肌

43.手伸肌　44.手屈肌
45.肱三头肌
46.小圆肌
47.大圆肌
48.冈下肌

※ 上肢肌肉

通常情况下，为了更好地保持身体的体重、保持人体在直立行走时的重心平衡感，身体的下肢肌都要比上肢肌更加粗壮。

肌肉组织都是由一根根的肌纤维组成的，而肌纤维又是由肌纤维、神经、血管以及结缔组织构成，是具有较强弹性的结构组织细胞体。每一根肌纤维都是由较小的肌原纤维组成的，而每一根肌原纤维则都是由缠绕起来的两种丝状蛋白质（肌凝蛋白和肌动蛋白）组成的，这也就是构成肌肉组织的最基本个体单位。当这些充满了能量的肌肉纤维联合在一起的时候，就可以迸发出惊人的力量。人体肌肉的性能会随着年龄的增长不断地发生改变。在年龄还小的时候，在人体的不断成长过程中，肌肉纤维会逐渐发达，并且变得更有力量。但是当人体度过强壮时期后，身体就会逐渐虚弱，结缔组织会逐渐代替控制骨头活动的横纹肌的弹性纤维，让肌肉变得很弱，甚至不能进行强力的收缩运动，大大地减弱肌肉的力量，使其反应变得十分迟钝。

肌肉是促进人体运动的引擎，它带动人体走路、蹦跳，甚至可以使人体在陡峭的岩石上攀爬。这一切都是由人体中 600 条肌肉之间的互相合作而达到的。为了让身体中的肌肉变得更有力量，就需要不断做锻炼。

人体的每一个轻微的动作都能够牵动身体中的肌肉，从轻轻眨眼到微笑，都会使身体上成千上万细微的纤维集结成肌肉束，进而形成完整的肌肉运动。当人们在运动的时候，每向前跨出一步，都需要肌肉的松紧缩放，在运动时，肌肉的运动是依靠拉扯伸缩来进行的，而不需要相互之间的推挤运动，骨骼肌把身体中的肌腱和骨骼紧紧地相连在一起，使其形成像橡皮筋一样的弹力性能。

肌肉不但可以调整身体的运动形态，而且对身体中其他器官组织的运动起到不可取代的作用。如肌肉可以牵动眼球做运动，让我们看清东西，能够做俏皮的使眼色、眨眼动作；牵动手部与指尖之间的肌肉，同时，手指捏得住很小的东西。同时，人体在做类似于攀岩等动作时，可以更好的舒张自身肌肉收缩力度，让身体得到更自然的活动。另外，肌肉还可以在身体毫无察觉的前提下，牵动骨骼肌，从而让身体中的肌肉作出相应的运动牵引。例如，时刻保持身体的平衡感、调整身体的舒适度以及身体无法自控的消化系统，这些运动都是在无意间完成的，但是身体中的肌肉组织却时刻都要进行着调节和牵动的运动。

▶ 知识窗

大块肌肉的力量度是可以通过锻炼不断地提升组织的活跃度来实现的。但是要注意的是，在做剧烈运动时，身体的肌肉会急剧收缩，肌肉中的毛细血管就会遭到挤压，从而影响了血液中红血球的循环量，降低血液中的含氧量，减弱肌肉的运动活跃力度。在某些体力挑战面前，女性比男性更具优势，这是因为女性的肌肉和男性相比较而言，肌肉块要小一些，这样对毛细血管的挤压也比较轻，所以肌肉就会变得更具有耐力。

| 拓展思考 |

1. 肌肉组织和皮下脂肪组织的简称是什么？
2. 人体有多少块肌肉？

灵活的双手

Ling Huo De Shuang Shou

人体的活动离不开双手的帮忙，依据相关的报告显示，人体双手的感触是大脑对身体做出指挥的重要影响因素。

当面临黑暗时，眼睛就失去了其应有的功能，这时就需要用手去感知外界环境的一切事物。当遇到一个新鲜的事物时，大脑的首先反应就是用双手去感受一下物体的质感。这一系列的下意识反应，都很清楚地证明了双手对人们的重要作用。

双手之所以有这么敏感的触觉，是因为人体双手上的皮肤比身体其他地方的皮肤敏感很多，特别是手指上的皮肤，它的神经末梢的敏感度在身体上的所有部位中是最敏感的。

据研究统计表明，皮肤上的神经末梢可以感觉到振幅只有 0.00002 毫米的振动感。一个好的中医医生，只需将手指放在病人脉搏上，便能够感受到病人脉搏上的细微变化；一个经验丰富的售货员能够借助任何一种工具，都能将物体的重量准确地测量出来。

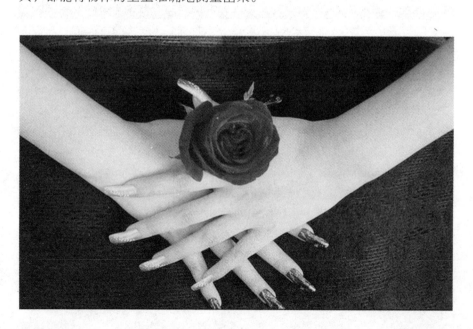

◎手部的构造

根据有关的科研报告显示，人体的双手是人体使用最多的部位之一，同时也是人身体上最具特色的身体器官之一。在人体双手的正反面上，包含了大量的神经末梢，可以使人清楚的感知和感受到物体的形状和质地。我们每只手都由 29 块骨头构成，这些骨头由 123 条韧带联系在一起，由 35 条强劲的肌肉来牵引，而控制这些肌肉的是 48 条神经。整个手掌结构由 30 多条动脉和数量众多的小血管来滋养。经过漫长时间的进化和完善，人体的双手已经形成为了一个完美的整体。

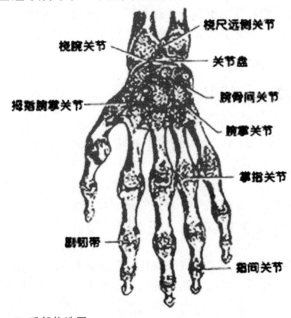

※ 手部构造图

当人体在母体中成长到 5 周左右时，手部的发育就已经开始了。此时的手还非常小，如同鱼的鳍一般。不过在随后的发育中，手部会不断地进行完善。到了 11 周的时候，胎儿手部的发育已经很完善了，这时，胎儿手部关节、肌肉甚至指甲都已经发育完全，具备了应该有的所有功能。等到胎儿生长到 20 周大的时候，在母亲的肚子里，已经会用自己小小的手指给自己的耳朵挠痒了。

◎双手的作用

人体的双手对人们日常生活的活动有着很重要的作用。在所有的生物当中，人类的手部特征、性能和灵活性都是无可替代的。人类可以灵活地运用大拇指和其他4个手指，做各种不同的活动，制作和创造出各种不同的事物个体。依据科学家的研究证明，在说话时做手势，更有助于大脑的思考、表达和记忆，这是因为在大脑的语言中枢及运动中枢之间存在着紧密联系的神经。人在说话时，大脑的语言中枢神经就会变得十分活跃，在做手势时，运动神经中枢也随之活跃起来。

人类社会文明的建设离不开人体的双手。正因为人体的双手将大脑中的所想到的创意设计完美的体现出来，才有了今天辉煌的人类文明以及发达的高新科技。

◎手指的盾牌——指甲

指甲作为皮肤的附件之一，有着其特有的功能。首先它有"盾牌作用"，可以保护末节指腹免受损伤、维护其稳定性、增强手指触觉的敏感性，协助手抓、挟、捏、挤等。甲床血供丰富，有调节末梢血供、体温的作用。

指甲又是手部美容的重点，漂亮的指甲增添女性的魅力。指甲缺损或畸形的患者，即使他（她）有一个功能良好的手指，由于指甲缺陷他（她）可能因自卑而藏起该指不用它，以致功能废退。

指甲由皮肤衍生而来，和皮肤一样，是由胚胎体表外胚层和侧板壁层及其体节生皮节的间充质在胚胎9周以后逐渐分化形成的。指（趾）甲由甲板、甲床、甲襞、甲沟、甲根、甲上皮、甲下皮等部分组成。甲板相当于皮肤角化层，甲襞是皮肤弯入甲沟部分。甲床由相当于表皮的辅层、基底层及真皮网状层构成。其下与指骨骨膜直接相融。后甲襞覆盖甲根，移行于甲上皮。甲床前为甲下皮。甲床甲襞不参与指甲板生长，指甲生长是甲根部的甲基质细胞增生、角化并越过甲床向前移行而成。但甲床控制着指甲按一定形状生长，甲床受损则指甲畸形生长。甲床及甲根部有着丰富的血管，这些为指甲再生提供了丰富的营养。所以，小孩不要咬手指。

研究发现，指甲生长过快或过慢说明了身体的某一部分出现了疾病。例如，当患甲状腺功能亢进、先天性心脏病、帕金森综合征、妊娠期疾病时，指甲生长得就很快；而在患甲状腺功能低下、肾功能不全、糖尿病、营养失调等疾病时，指甲的生长就会比一般人要慢。

健康人的指甲颜色均匀，呈淡粉红色；甲质坚韧，厚薄适中，软硬适中，不容易被折断；表面光滑，有光泽，无分层、纹路等；甲缘整齐，无缺损（外力原因除外）。指甲根部的小太阳（亦称半月痕）占指甲升序的1/5，以乳白色为佳（一般为8～10是正常）。

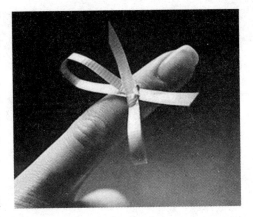

在日常生活中，常有指甲被挤掉的意外事故发生，但更多的时候，常常因意外而发生指甲缝破裂出血的现象。下面为指甲受伤的急救措施。

1. 指甲缝破裂出血，可用蜂蜜兑一杯温开水，搅匀，每天抹几次，就可逐渐治愈。如果指甲破裂者是球类运动员，在治疗期间，如果需要继续打球，在打球之前，一定要用橡皮膏将手指末节包2～3层，加以保护，打完球后立即去掉，以免引起感染。

2. 指甲被挤掉时，最重要的是防止细菌感染。应急处理时，首先把挤掉指甲的手指，用纱布、绷带包扎固定，再用冷袋冷敷。然后把伤肢抬高，立即去医院。

3. 如果因外伤引起甲床下出血、血液未流出、使甲床根部隆起、疼痛难忍不能入睡时，可在近指甲根部用烧红的缝衣针扎一小孔，将积血排出，消毒后加压包扎指甲。

◎关于指甲应该注意的事项：

1. 如果在夜间手指甲被挤掉后、不能去医院时，应对局部进行消毒，若家里有抗生素软膏，应该涂上一层。第二天一定要去医院诊治，防止感染。

2. 平时不要把指甲剪得太短，否则会造成指甲缝破裂出血。

3. 有指甲破裂出血史的人，还应该在日常的膳食中注意多吃些富含维生素A比较多的食物，如白菜、萝卜、韭菜和猪肝等，来增加皮肤的弹性。

▶知 识 窗

　　指甲平均每星期长 0.5 至 1.2 毫米，比脚趾甲的生长速度大约快 4 倍。手指越长，指甲生长得越快。热力能使指甲的生长速度加快。指甲在夏天生长得比在冬天快；在南方生长得比在北方快；在白天生长得比在夜间快。惯用右手的人，右手指甲生长得较快；惯用左手的人，左手指甲生长得较快。指甲最长的纪录是一位印度男子所创，他有一只手留指甲超过 35 年，指甲长达 81 厘米。

|拓展思考|

1. 人体每只手都有多少块骨头？

2. 你认为手有哪些作用？

耐压的双脚

Nai Ya De Shuang Jiao

人类重重的身体怎么能轻而易举地就被两只脚支撑了起来呢？想知道答案吗？我们一起去了解一下吧！当然，我们首先要先了解一下脚的构造。

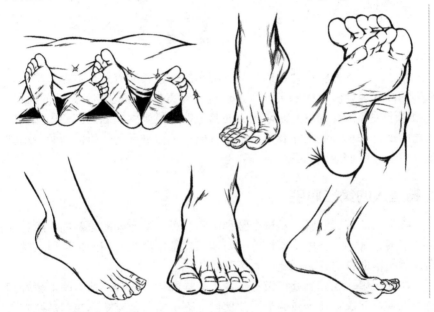

◎脚的构造

人类的脚是由骨骼、肌肉、血管、神经等构成的，人类的脚由 26 块大小不同的骨骼和两块种子骨组成。脚的骨骼可以分为三个部分。第一部分是指骨，是由 14 块趾骨组成，除拇指两块外，其他各分为 3 块趾骨。第二部分是中足骨，由 5 块巨大中足骨再加两块种子骨共 7 块组成。第三部分为足根骨，由踵骨、巨骨、方形骨、舟状骨及第 1、2、3 楔骨等 7 块骨骼相互密切地结合而形成。

为什么小小一双脚就能支撑整个身体的体重呢？那是因为人类从四足动物进化成完全能用双脚站立的人的过程中，脚的各部构造也随之发生了

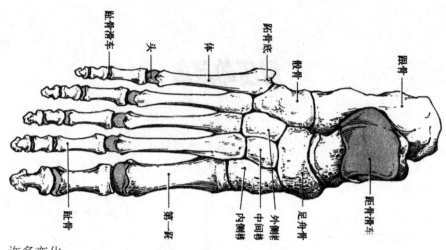

许多变化。

为了达到支撑整个体重的目的，脚掌的部位长成有几个弧形，特别是脚心内侧的弧度较大而坚实，当人通过胫骨直接把重力传到脚上的时候，就由属于关节部位的巨骨来承担，而其他的重量则由坚固的脚心内侧弧度两端的踵骨底部内侧前端及第一中足骨的接地点来承受。所以，两只小脚就支撑起了我们庞大的身体。

◎脚是人的第二心脏

脚是人的第二心脏，从这个雅称中我们可以看出脚的重要性。随着社会的发展，各种各样的交通设施、交通工具都出现在人们的生活里，使现代人的生活非常方便，这是人类智慧的结晶。

在都市里，我们到处可以看到各种各样的代步工具。都市的工薪族们持续过着每天仅走几十步的生活。他们上下班换乘公交车，在车站换乘的时候利用自动扶梯，在公司则利用电梯。很多人都很少想起用脚走路了。

随着科技的发展，很多事情足不出户便可以完成，所以人们很少外出行动了。另外，私人车的普及也是让我们远离步行的原因。人们已经忘了人体的一切器官都是有用的，如果长时间不用，这个器官的功能就会衰退，直至退化掉。

脚被称为人的第二心脏的原因，是它起着血泵的作用。脚是人体的重要器官，人之有脚等于树之有根；人老脚先衰，树老根先竭。脚离心脏最远，位置最低，又常受压迫，常常会出现血液循环障碍的状况，所以脚有第二心脏之称。

血液是从左心室经过大动脉、动脉、小动脉，再流到毛细血管，给细

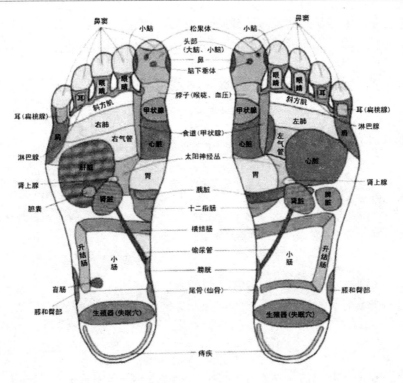

※ 足部穴位图

胞组织输送新鲜空气和营养成分。而返回时，携带二氧化碳从毛细血管经过小静脉、静脉、大静脉回到右心室。血液循环一定是单向输送的。心脏每一次的跳动可以送出 0.1 升的血液。健康的成人平均心率是 70 次/分钟，等于 1 分钟送出 7 升血。换句话说，只要健康的话，全身的 5 升血 1 分钟内能够流经心脏。心脏好比是 24 小时内送出万升血的水泵。尽管血液得到如此迅猛的输送，但是由于要送到遍及身体各个角落的毛细血管，所以心脏的压力也是很大的。如果要流回心脏就必须借助静脉周围的肌肉力量。

人的脚是离心脏最远的地方，心脏送出去的动脉血把营养物质输送到脚的各个组织，然后变成静脉血携带着废弃物流回到心脏的过程较长，所以要花费很多时间。而且脚位于身体的最下端，所以流下去的血要是没有足够的压力就很难顺畅地流回心脏。因此，一旦引起诸如动脉硬化等老化现象的血管障碍，血液就极难流到脚尖。人上了年纪，脚就容易变得冰冷，脚的功能也会变弱。因为血液循环不畅而引起的这类障碍的情况很多。凭借脚静脉周围的肌肉，也就是脚的肌肉正常功能得以发挥，积存废弃物的血液能够从身体最末端脚尖的毛细血管经由小静脉、静脉，最终流回到心脏。为了让血液从末梢流回到心脏，肌肉必须发挥其作用。也就是说，脚虽然离心脏很远，但是脚步的肌肉却非常重要。

▶ 知 识 窗

要想有一双"美脚"，首先你应知道如何来保养脚。

1. 脚的卫生。每次洗脚后用刷子将脚后跟、脚趾、脚缝等部位刷干净。脚部干燥者在洗脚后可涂些橄榄油，然后套个塑料袋，再浸入热水中，待毛孔张开后，营养成分便会被脚肌肤吸收。

2. 天热时，脚容易出汗，可将爽足粉撒在脚底或鞋子内，除了感觉清爽外，还有预防脚臭的作用。

3. 用柠檬、西瓜皮、小黄瓜等富含维生素 c 的蔬果擦脚，可使脚部肌肤滑柔、细嫩，防止脚部发炎，并有增白效果。

4. 鸡眼是长在脚趾及脚底的硬皮，一般是因鞋子太紧、脚部受摩擦引起的，可贴去鸡眼药膏或去医院治疗。

5. 脚趾甲长入肉内的人，在剪脚趾甲时不要剪得过短，以能盖住脚尖为宜。

6. 脚底长茧的人可把海沙和润肤剂拌匀，用来摩擦粗糙的部位，这可以让硬皮变得柔细。

7. 脚部疲劳的消除。推荐两种方法：一是在温水中加入一小杯米醋，浸入双脚，泡 20 分钟，然后平躺，脚高于头部，半小时后可消除疲劳；二是先将双脚浸入烫水（以脚能承受为限）约两分钟，然后再浸入冷水中两分钟，交换两三次，可以消除疲劳。

| 拓展思考 |

1. 脚被称作什么？
2. 双脚为什么能支撑起庞大的身体？
3. 你知道脚部的构造吗？